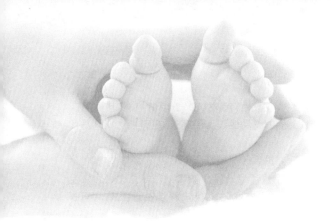

分娩镇痛
临床问题解析

主　编　赵培山
副主编　罗　威　马欢欢

ANALYSIS OF
CLINICAL PROBLEMS IN
LABOR ANALGESIA

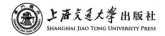

上海交通大学出版社
SHANGHAI JIAO TONG UNIVERSITY PRESS

内容提要

产痛是一种比较严重的疼痛,在医学疼痛指数上,产痛仅次于烧伤灼痛,排在第二位。产痛不仅在产程中会给孕妇带来精神上的创伤和生理上的痛苦,还可能造成产后的慢性疼痛和心理障碍。

本书根据国内外有关分娩镇痛的最新研究进展和个人临床经验进行编写,内容包括椎管内分娩镇痛的准备、操作、管理、并发症、不良反应及紧急事项处理等7个部分。全书紧密结合学科发展和临床实际问题,以问答形式进行编写,突出科学性、实用性和可操作性。

本书可供从事围生医学的临床医师、麻醉科医师和助产士(师)在临床工作中学习参考,也可供医学相关专业学生阅读参考。

图书在版编目(CIP)数据

分娩镇痛临床问题解析/赵培山主编.—上海:
上海交通大学出版社,2022.8(2022.9 重印)
ISBN 978-7-313-26623-1

Ⅰ.①分…　Ⅱ.①赵…　Ⅲ.①分娩-疼痛-治疗-问题解答　Ⅳ.①R714.305-44

中国版本图书馆 CIP 数据核字(2022)第 032192 号

分娩镇痛临床问题解析
FENMIAN ZHENTONG LINCHUANG WENTI JIEXI

主　　编:赵培山	副 主 编:罗　威　马欢欢
出版发行:上海交通大学出版社	地　　址:上海市番禺路 951 号
邮政编码:200030	电　　话:021-64071208
印　　制:苏州市越洋印刷有限公司	经　　销:全国新华书店
开　　本:710mm×1000mm　1/16	印　　张:11.5
字　　数:174 千字	
版　　次:2022 年 8 月第 1 版	印　　次:2022 年 9 月第 2 次印刷
书　　号:ISBN 978-7-313-26623-1	
定　　价:68.00 元	

主编简介

赵培山

美国塔夫茨大学医学院临床麻醉学教授、塔夫茨医学中心麻醉及围术医学科主治医生。兼任麻醉科国际、社区项目主任，国际华人麻醉学院创建者和常务理事，*Anesthesia & Analgesia* 杂志审稿人，曾任美国华人麻醉医师协会国际事务委员会副主席、主席。毕业于北京医科大学医疗系，后赴美国南卡罗来纳大学攻读并获得分子药理学博士学位。在塔夫茨大学附属圣伊丽莎白医学中心完成麻醉住院医生训练，并取得美国麻醉医师学会资格

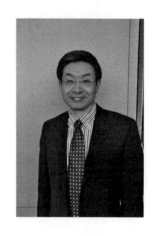

认证。从 2006 年起，每年多次回国在全国和省市学术会议上讲学、交流。历任全球健康项目——"无痛分娩中国行"佛山站、柳州站、枣庄站、合肥站、嘉定站、兰州站和锦州站的领队。参与《循证麻醉学》《产科麻醉学》《临床麻醉学热点——心血管和疑难病例剖析》《麻醉医师面试病例集锦》（英汉对照）、《你一定要知道的无痛分娩——发生在你身边的故事》等专业图书与科普图书的翻译和编写工作。

副主编简介

罗　威

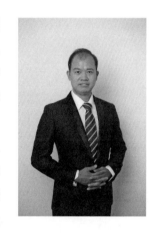

　　上海市嘉定区妇幼保健院麻醉科主治医师、同济大学在读博士、塔夫茨大学医学中心访问学者。2007年本科毕业于南昌大学，2016年硕士毕业于上海交通大学。从事妇产科麻醉十余年，2012年曾在上海交通大学附属瑞金医院进修。

　　主持承担上海市卫生健康委员会面上课题1项，参与课题多项，获得发明专利1项，参编《局部麻醉药》《产科重症监护与治疗的进展》等专著2部，以第一作者在核心期刊发表论文4篇，其中《上海市分娩镇痛的现状调查》入选"2021年度中国精品科技期刊顶尖学术论文（F5000）提名论文"。

　　在嘉定区第四批医学重点学科（麻醉科）建设期间，作为科室秘书，在科主任的领导下，努力推进临床研究、分娩镇痛、学术交流的开展，"全产程无痛分娩，让分娩成享受"项目被评为2018年度"嘉宝杯"创新医疗服务品牌，"产科麻醉与分娩镇痛精细化管理体系的建立与推广"项目获得2019年上海市医学科技进步三等奖，形成了独具特色的分娩镇痛服务品牌——以麻醉科医师为主导、麻醉科护士为辅助的分娩镇痛服务模式；以信息化舒适产房为基础的分娩镇痛多学科合作模式；分娩镇痛预置管技术；围分娩期舒适医疗、全产程镇痛。目前，上海嘉定区妇幼保健院分娩镇痛率达到90%以上，2021年被中国妇幼保健协会授予"产科麻醉与分娩镇痛优秀基地"。

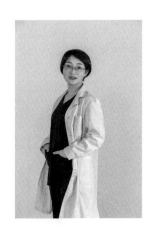

马欢欢

遵义市妇幼保健院麻醉科主治医师,曾在美国塔夫茨大学医学中心、圣安东尼医院作为访问学者学习。兼任遵义市医学会麻醉学分会委员、遵义市青年联合会委员。2009 年本科毕业于遵义医科大学麻醉专业,2015 年在遵义医科大学完成硕士学业,目前苏州大学博士在读。参与编写《临床麻醉病例讨论》专著 1 本,主持市级课题 2 项,参与课题多项。

前　言

产痛不仅在产程中给孕妇带来精神上的创伤和生理上的痛苦,还可能造成产后的慢性疼痛和心理障碍。历史上,无数人在不断地探索和追求解除产痛的方法。1885 年,硬膜外镇痛技术被发明,1900 年首次被应用于分娩,在一个多世纪的发展过程中,经历了无数次的拷问、研究和验证,至今已相当成熟,被公认为是目前非常安全、有效的分娩镇痛技术。

中国的分娩镇痛及产科麻醉正处在快速发展阶段,人们对分娩镇痛的认识也在不断改变,越来越多的医院为产妇提供了椎管内分娩镇痛,越来越多的孕妇要求、接受椎管内分娩镇痛。医护人员在照护母婴的同时,有很多实际问题需要面对、解答。2015 年,我们在基层麻醉网和中国妇产科网的帮助下,通过微信在全国范围进行了为期 4 个月的网络调查,结果也证实了围生医学的医护人员、助产士(师)们仍然亟须分娩镇痛知识的更新。为此,我们根据国内外最新研究文献和个人临床经验编写了本书。内容包括椎管内分娩镇痛的准备、操作、管理、并发症处理等 7 个部分,本书内容紧密结合临床实际问题,采用问答形式写作,力求简洁明了,以便从事围生医学的医护人员和助产士(师)在临床工作中查询使用,本书也可供所有关心孕产妇和儿童健康的医务人员阅读,并可作为医学继续教育的学习参考书。书中虽然不是每个问题都有明确答案,但也正是这些问题给了我们思考、探索和研究的机会。

我们希望读者在阅读此书的同时,能思考并提出新的问题,以帮助我们再版时不断完善。由于我们的能力有限,书中难免有错误和不准确之处,敬请读者批评指正。如您有任何的问题、批评和建议,请发到罗威医生邮箱 13601601923@163.com 或马欢欢医生邮箱 20145762@qq.com。

　　非常感谢本书副主编罗威医生和马欢欢医生的辛勤付出,他们曾到我工作的塔夫茨医学中心见习、进修,他们的勤奋、敬业给我留下了深刻印象。特别感谢上海市嘉定区妇幼保健院副院长张丽峰主任医师、麻醉科主任李胜华主任医师的鼎力支持,有了他们的帮助才使本书能够顺利出版。

赵培山

2021 年 7 月

目　录

第一章　分娩镇痛前准备⸺(001)

1　椎管内分娩镇痛的适应证有哪些?⸺(001)

2　椎管内分娩镇痛的禁忌证有哪些?⸺(002)

3　椎管内分娩镇痛前的准备包括哪些内容?⸺(003)

4　椎管内分娩镇痛前是否需要常规检查血小板?⸺(004)

5　实施椎管内分娩镇痛的血小板最低值应是多少?⸺(005)

6　皮下注射5 000 U肝素的孕妇能做硬膜外分娩
镇痛吗?⸺(007)

7　有腰部手术史的孕妇能接受椎管内分娩镇痛吗?⸺(009)

8　有腰椎间盘突出的孕妇能接受椎管内分娩镇痛吗?⸺(010)

9　脊柱侧弯的孕妇能实施椎管内分娩镇痛吗?⸺(012)

10　腰部有文身的孕妇能接受椎管内分娩镇痛吗?⸺(014)

11　椎管内分娩镇痛前应该补液吗?⸺(016)

12　应该在什么环境下实施椎管内分娩镇痛?⸺(017)

13　椎管内分娩镇痛的启动时机如何选择?⸺(018)

第二章　分娩镇痛操作⸺(019)

14　椎管内穿刺时,患者是坐位好还是侧卧位好?⸺(019)

15　麻醉科医师根据体表标志来确定腰椎间隙水平
可靠吗?⸺(020)

16　如何提高肥胖孕妇椎管内穿刺的成功率?⸺(021)

17 如何确定硬膜外穿刺是否成功？ ····················· (023)

18 硬膜外穿刺或置管时,出现神经刺激征时应该如何

处理？ ··· (024)

19 硬膜外导管在硬膜外腔留置多少厘米比较合适？ ······· (024)

20 如何减少硬膜外腔血管内置管？ ····················· (026)

21 如何固定硬膜外导管以避免其脱落？ ················· (027)

22 连接硬膜外导管的给药接头脱落怎么办？ ············· (029)

23 分娩后硬膜外导管拔不出来怎么办？ ················· (030)

24 硬膜外试验用什么药物？ ····························· (032)

25 试验剂量必须加入肾上腺素吗？ ····················· (034)

26 硬膜外分娩镇痛药里可以加入肾上腺素吗？ ··········· (035)

27 如何选择硬膜外镇痛用药？ ··························· (037)

第三章 分娩镇痛管理 ···································· (039)

28 椎管内分娩镇痛期间应该监测哪些项目？ ············· (039)

29 分娩镇痛期间孕妇需要禁食吗？ ····················· (041)

30 针对产程长的孕妇,如何补充能量以避免其精疲

力尽？ ··· (043)

31 椎管内分娩镇痛期间孕妇应保持什么体位？ ··········· (045)

32 椎管内分娩镇痛的阻滞平面应该在什么范围？ ········· (047)

33 硬膜外分娩镇痛效果不好怎么办？ ··················· (047)

34 硬膜外分娩镇痛时爆发痛的危险因素有哪些？ ········· (049)

35 硬膜外分娩镇痛一侧阻滞不全或局部阻滞不全

怎么办？ ··· (049)

36 硬膜外分娩镇痛给药后区域疼痛不缓解,且孕妇

出现视物模糊、呼吸困难怎么办？ ··················· (050)

37 待产过程中出现耻骨分裂痛或腰背部疼痛应该

如何处理？ ··· (051)

38 双管硬膜外阻滞是否适用于分娩镇痛？ ··············· (052)

39　如何做"行走式"硬膜外分娩镇痛？ ················(053)

40　椎管内分娩镇痛失败率是多少？ ···················(054)

41　椎管内分娩镇痛优选单纯硬膜外阻滞还是腰硬联合
　　阻滞？ ·······································(055)

42　如果使用腰硬联合阻滞，蛛网膜下腔给药如何选择？ ····(057)

43　单纯硬膜外镇痛与硬脊膜穿破的硬膜外镇痛哪个方法
　　效果好？ ·····································(058)

44　硬膜外镇痛药中为什么加阿片类药物？ ·············(060)

45　硬膜外间断给药、持续给药、脉冲式给药的优缺点各
　　是什么？ ·····································(061)

46　椎管内分娩镇痛禁忌时可使用其他哪些镇痛方法？ ·····(063)

47　笑气镇痛的优缺点有哪些？ ······················(065)

48　阿片类药物静脉镇痛应该注意什么？ ··············(067)

49　瑞芬太尼在分娩镇痛中有哪些优势与劣势？ ·········(068)

50　在分娩镇痛时如何使用瑞芬太尼？ ················(070)

51　导乐、穴位按摩能缓解分娩疼痛吗？ ··············(071)

52　水中分娩，我们知道多少？ ······················(072)

53　硬膜外镇痛为什么会使宫缩变得规律或频繁？ ·······(075)

54　硬膜外镇痛后宫缩会变慢吗？ 如何处理？ ··········(075)

55　分娩镇痛对第一产程有什么影响？ ················(077)

56　分娩镇痛对第二产程有什么影响？ ················(077)

57　椎管内分娩镇痛能减少会阴侧切吗？ ··············(080)

58　硬膜外分娩镇痛会增加阴道器械助产吗？ ···········(082)

59　硬膜外分娩镇痛会增加剖宫产率吗？ ··············(083)

60　中转剖宫产时，是否需要重新穿刺来满足手术所需要的
　　平面？ ·······································(084)

61　中转剖宫产时，硬膜外镇痛需要给什么局部麻醉药？ ····(085)

62　硬膜外分娩镇痛能降低孕妇产后抑郁症的发生率吗？ ····(086)

第四章　不良反应及并发症处理　(091)

63　椎管内分娩镇痛后血压下降应如何处理？　(091)

64　椎管内分娩镇痛后发生恶心、呕吐应如何处理？　(092)

65　椎管内分娩镇痛后发生皮肤瘙痒应如何处理？　(093)

66　椎管内分娩镇痛后出现尿潴留应如何处理？　(093)

67　椎管内分娩镇痛后患者出现颤抖应如何处理？　(094)

68　椎管内分娩镇痛后最常见的严重并发症是什么？　(095)

69　什么是硬膜外发热？　(095)

70　硬膜外相关发热可能的机制是什么？　(097)

71　硬膜外分娩镇痛时孕妇发热对母婴有什么危害？　(098)

72　硬膜外分娩镇痛时孕妇发热应如何处理？　(099)

73　宫颈旁神经阻滞镇痛常见并发症有哪些？　(101)

74　分娩后的宫缩痛应如何处理？　(101)

75　孕妇分娩后腰痛是否与椎管内镇痛穿刺有关？　(102)

76　孕妇椎管内镇痛分娩后主诉大腿前外侧麻木、知觉
　　缺失是怎么回事？　(103)

77　孕妇分娩后下肢神经损伤症状和椎管内镇痛有关吗？　(103)

78　椎管内分娩镇痛会影响哺乳吗？　(104)

79　硬膜外分娩镇痛会影响新生儿的 Apgar 评分吗？　(106)

80　硬膜外分娩镇痛对新生儿的远期智力有不良影响吗？　(107)

81　硬膜外分娩镇痛会导致胎儿成年后的药物成瘾吗？　(108)

82　硬膜外分娩镇痛会导致儿童出现自闭症吗？　(110)

第五章　病理产科及瘢痕子宫试产处理　(112)

83　怎样实施臀位外倒转术镇痛？　(112)

84　哪些孕妇应该提前放置硬膜外导管？　(114)

85　瘢痕子宫阴道试产的注意事项有哪些？　(115)

86　施行硬膜外镇痛会掩盖瘢痕子宫破裂的症状吗？　(116)

87　妊娠合并高血压的孕妇能进行分娩镇痛吗？　(117)

88　对妊娠合并糖尿病的孕妇是否可以实施分娩镇痛? ……(118)

89　对妊娠期急性脂肪肝的孕妇是否可以实施分娩镇痛? ……(119)

第六章　硬脊膜穿破后头痛 ……………………………………(122)

90　硬膜外分娩镇痛时硬脊膜穿破的发生率是多少?
危险因素有哪些? ………………………………………(122)

91　硬脊膜穿破后头痛的发生率是多少? 危险因素有
哪些? ……………………………………………………(123)

92　有偏头痛史的患者是否会增加硬脊膜穿破后头痛的
危险? ……………………………………………………(125)

93　腰硬联合会增加硬脊膜穿破后头痛的发生率吗? ………(125)

94　硬脊膜穿破后如何继续进行镇痛? ………………………(126)

95　硬脊膜穿破后如何重新放置硬膜外导管? ………………(127)

96　硬脊膜穿破后的注意事项有哪些? ………………………(128)

97　硬脊膜穿破后头痛什么时候出现? 如何诊断? …………(129)

98　硬脊膜穿破后有哪些并发症? ……………………………(130)

99　硬脊膜穿破后发生头痛的可能的病理生理机制
是什么? …………………………………………………(132)

100　硬脊膜穿破后有预防头痛的措施吗? ……………………(132)

101　硬脊膜穿破后通过硬膜外导管实施预防性血补丁对
预防头痛有效吗? ………………………………………(134)

102　硬脊膜穿破后蛛网膜下腔置管会降低头痛的
发生率吗? ………………………………………………(135)

103　硬脊膜穿破后头痛的保守治疗有哪些? …………………(136)

104　硬脊膜穿破后头痛治疗的"金标准"是什么? 头痛
缓解的机制是什么? ……………………………………(137)

105　血补丁治疗应该怎么做? …………………………………(138)

106　做血补丁治疗应在哪个间隙进行穿刺? …………………(139)

107　血补丁治疗时需要用多少自体血? ………………………(140)

108 使用血补丁的最佳时间是什么时候？成功率是

多少？ ···(141)

109 早期实施血补丁后疗效较低的可能原因是什么？第一次

血补丁治疗无效，可以做第二次治疗吗？ ············(143)

110 血补丁治疗的并发症有哪些？ ·······················(145)

111 硬膜外血补丁治疗后是否会影响随后的硬膜外

镇痛？ ···(145)

112 硬脊膜穿破后还能在硬膜外腔注射什么药物以

防治头痛？ ···(147)

113 硬脊膜穿破后发生的头痛如果不做血补丁治疗

能自行缓解吗？ ·····································(148)

114 硬脊膜穿破后头痛的治疗方法还有哪些？ ··········(149)

第七章 紧急情况处理 ···(151)

115 实施分娩镇痛后需要行即刻剖宫产时应如何实施

麻醉？ ···(151)

116 实施分娩镇痛后出现局麻药中毒应如何处理？ ······(153)

117 实施分娩镇痛后出现全脊麻应如何处理？ ··········(154)

118 实施分娩镇痛后出现变态反应应如何处理？ ········(155)

119 实施分娩镇痛后孕妇突发羊水栓塞应如何处理？ ·····(158)

120 实施分娩镇痛后孕妇突发呼吸、心搏骤停应如何

处理？ ···(163)

附录：常用缩略语 ···(166)

第一章　分娩镇痛前准备

1　椎管内分娩镇痛的适应证有哪些?

早在 2002 年美国妇产科医师学会(American College of Obstetricians and Gynecologists,ACOG)就提出:在没有医学禁忌的情况下,孕妇要求减轻分娩疼痛即为分娩镇痛足够的医学指征。在 2019 年的更新中,ACOG 重申了这一观点,并特别指出:所有接产医院应提供分娩镇痛服务,且不因孕妇的支付能力而受到限制。

中华医学会麻醉学分会(Chinese Society of Anesthesiology,CSA)《分娩镇痛专家共识(2016 版)》及《中国分娩镇痛专家共识(2020 版)》指出,分娩镇痛的适应证包括:①孕妇自愿;②经产科医师评估,可进行阴道分娩试产者(包括瘢痕子宫、妊娠期高血压及子痫前期等)。

因此,只要孕妇临产(即有规律的宫缩造成宫颈扩张和消失)和有要求就可以做分娩镇痛。

📖 参考文献

[1] GOETZL L M, ACOG Committee on Practice Bulletins-Obstetrics. ACOG Practice bulletin. clinical management guidelines for obstetrician-gynecologists number 36, July 2002. Obstetric analgesia and anesthesia [J]. Obstet Gynecol, 2002,100(1): 177 - 191.

[2] American College of Obstetricians and Gynecologists' Committee on Practice Bulletins-Obstetrics. ACOG practice bulletin No. 209: Obstetric analgesia and anesthesia [J]. Obstet Gynecol, 2019,133(3): e208 - e225.

［3］中华医学会麻醉学分会产科学组.分娩镇痛专家共识(2016版)[J].临床麻醉学杂志,2016,32(8)：816-818.

［4］CHESTNUT D H. Chestnut's obstetric anesthesia：Principles and practice [M]. 6th ed. Philadelphia：Elsevier，2020：476.

② 椎管内分娩镇痛的禁忌证有哪些?

椎管内分娩镇痛的绝对禁忌证很少,包括：孕妇拒绝或穿刺时体位不能保持、穿刺部位感染、严重的凝血功能障碍、颅内压增高(理论上容易导致脑疝)。椎管内镇痛的禁忌证主要包括以下几点：

(1) 患者拒绝或不能合作。

(2) 颅内占位性病变引起颅内压升高。

(3) 穿刺部位皮肤或软组织感染。

(4) 明显的凝血障碍。

(5) 近期使用药物抗凝(取决于最近使用的特定药物、用药时间以及剂量)。

(6) 未纠正的母体低血容量(如出血)。

(7) 培训不足或技术经验不足。

(8) 监护和复苏的资源不足(如人员、设备等)。

有些麻醉科医师认为孕妇存在全身性感染、既往患有神经性疾病、严重的狭窄性瓣膜疾病应列为相对禁忌证。然而大多数全身性感染(尤其是已经被及时治疗的)或者神经性疾病、心脏疾病并不是椎管内镇痛的禁忌证。凝血功能检查轻度异常或单项异常时是否能进行硬膜外镇痛仍然存在争议。另外,血栓栓塞预防药物的剂量和时间也是重要的考虑因素,麻醉科医师应该对每一名患者椎管内镇痛的获益和风险进行评估和利弊分析,再作出利大于弊的决定。

我们强调,被有些人认为是硬膜外镇痛"禁忌"的病理产科情况,其实并不是禁忌证。例如,臀位、双胎和早产儿的阴道分娩(有效的镇痛可以减少产道创伤),妊娠高血压、子痫前期(有效的镇痛可以帮助控制血压),二尖瓣狭窄、脊髓损伤、颅内神经血管疾病(有效的镇痛可以减轻宫缩疼痛引起的心动过速、外周血管阻力增加和过度通气)。

📖 **参考文献**

[1] CHESTNUT D H. Chestnut's obstetric anesthesia：Principles and practice [M]. 6th ed. Philadelphia：Elsevier，2020：476.

③ 椎管内分娩镇痛前的准备包括哪些内容?

分娩镇痛前的准备与实施其他麻醉一样,首先要对孕妇进行病史采集和体检,这也是美国麻醉医师协会(American Society of Anesthesiologists，ASA)和中华医学会麻醉学分会产科麻醉学组的建议。除了一般病史和手术史外,还应特别询问是否有哮喘、头痛、慢性腰痛等病史,这些与分娩镇痛并发症的鉴别诊断和中转剖宫产中用药有关。病史采集应包括产科的既往史、此次妊娠情况、麻醉和镇痛史等。体格检查包括生命体征、气道评估、心肺评估、背部检查等。必要时(比如有凝血功能障碍、脊柱严重畸形等)请有关科室会诊。

在椎管内镇痛开始之前,必须开放静脉(最好是18G或更大规格的留置针),维持输液,预防和纠正交感神经阻滞可能引起的低血压和其他并发症。

椎管内分娩镇痛前的准备包括以下几点:

(1) 尽早与产科医师交流,回顾孕妇的孕产史。

(2) 进行精细的麻醉前评估:①了解孕妇的既往史、产科情况、有无麻醉禁忌;②进行针对性的体格检查,包括生命体征、气道、心脏、肺、背部。

(3) 回顾相关的实验室检查和影像学检查。

(4) 考虑是否需要做血型检测或交叉配血试验。

(5) 制订镇痛计划。

(6) 签署知情同意书。

(7) 检查设备,包括常规设备和急救设备。

(8) 开放外周静脉通路。

(9) 监护血压、心率、脉搏血氧饱和度。

(10) 监护胎心率。

（11）进行三方核对，核实信息。

📖 **参考文献**

[1] Practice guidelines for obstetric anesthesia：An updated report by the American Society of Anesthesiologists Task Force on Obstetric Anesthesia and the Society for Obstetric Anesthesia and Perinatology [J]. Anesthesiology，2016，124(2)：270-300.

[2] 姚尚龙,沈晓凤.分娩镇痛技术与管理规范[M].北京：科学技术文献出版社，2020：37-38.

[3] CHESTNUT D H. Chestnut's obstetric anesthesia：Principles and practice [M]. 6th ed. Philadelphia：Elsevier，2020：476.

④ 椎管内分娩镇痛前是否需要常规检查血小板？

ASA 临床指南认为：对于健康孕妇常规检查血小板是不必要的。然而，美国有很多医院，包括作者工作的塔夫茨医学中心，在每个孕妇入院的时候都常规抽血送查（红细胞、白细胞和血小板）及送血液样本到血库（不一定做交叉配血试验，但在紧急情况下能快速进行交叉配血试验）。但是，对于没有临床出血症状或倾向的孕妇，当她们需要硬膜外镇痛时，麻醉科医师并不需要等血小板结果出来后再实施。对于有并发症的孕妇则需要根据病情补充不同的实验室检查项目。

同样，ASA 临床指南也不要求常规送血液样本，但对于有出血风险，比如前置胎盘、既往有剖宫产史等出血危险因素的孕妇，应当进行血型检测和交叉配血试验。所以，是否常规查血小板和做其他各种实验室检查，可以根据所在的医疗环境和各个医院的规定来执行。

📖 **参考文献**

[1] Practice guidelines for obstetric anesthesia：An updated report by the American Society of Anesthesiologists Task Force on Obstetric Anesthesia and the Society for Obstetric Anesthesia and Perinatology [J]. Anesthesiology，2016，124(2)：270-300.

⑤ 实施椎管内分娩镇痛的血小板最低值应是多少？

因为国内外医学界给出血小板（platelet，PLT）的正常值不一样，对血小板减少的定义也不同，国内定义为 PLT$<100\times10^9$/L，国外定义为 PLT$<150\times10^9$/L。妊娠合并血小板减少是围生期常见现象，发生率为 7%～11%。血小板减少对母婴的影响根据病因不同而不同，有时无须特殊处理，有些却可导致产后出血、感染、胎儿窘迫、新生儿颅内出血等严重并发症。妊娠期特有的血小板减少的病因可能是患者原先患有妊娠血小板减少症（约占 76%）、先兆子痫（约占 20%）、妊娠期急性脂肪肝或溶血性肝酶升高、低血小板综合征。其他血小板减少，比如红斑狼疮、血栓性血小板减少性紫癜不是妊娠特有的，但可以因妊娠诱发。血小板减少对麻醉科医师给孕妇实施椎管内麻醉和镇痛是一个大的挑战。

以前，麻醉科医师要求 PLT$\geqslant100\times10^9$/L 才能做硬膜外阻滞，这可能与一项 1972 年血小板数量和出血时间相关的研究有关。但后来研究发现，出血时间不是一个预测患者出血的可靠指标。目前，关于确定实施硬膜外镇痛或局部麻醉时最安全的血小板下限值尚无定论，麻醉科医师必须根据每个患者的具体情况来综合考虑。文献中只有极少的回顾性研究涉及这个问题，Lee 等对 19 家医院的 84 471 名产科患者的回顾性队列研究报告表明，在 PLT$>70\times10^9$/L 时，局部麻醉后硬膜外血肿的发生率极低（<0.2%）。据此研究结果推论，在患者没有其他获得性或先天性凝血功能障碍、没有接受任何抗血小板或抗凝治疗、血小板功能正常的情况下，PLT$>70\times10^9$/L，并维持稳定时可以做椎管内麻醉或镇痛，此时硬膜外血肿的风险极低。ACOG 和一些产科、麻醉科专家已经接受这个观点。

此外，血小板计数在一段时间内的变化趋势同等重要，短期内血小板计数明显降低可能预示着血小板功能的异常，出血风险的增加。轻度先兆子痫患者的血小板数量常在正常范围，但是重度先兆子痫患者的血小板数量可能下降，有时下降很快。有专家建议，一旦决定引产，应该每 6 h 检测一次血小板计数来观察其变化趋势。如果有下降趋势，塔夫茨医学中心的做法是在患者血小板数量仍在可接受的阈值（比如 PLT$>70\times10^9$/L）时提早放置硬膜外导管,但分娩后要等待血小板值回升到放置硬膜外导管时的水平再拔管。除了血小板数量,对重度先兆子痫的患者还应该进行凝血功能检查。

血小板的质量是决定椎管内阻滞实施后出血风险的另一个重要因素。血栓弹力图(thromboelastography,TEG)和血小板功能分析仪(platelet function analyzer,如 PFA‑100)都可用于监测血小板功能,但都未被证实能够预测硬膜外血肿形成的风险,所以,这些检测方法对血小板减少患者能否实施硬膜外阻滞的指导作用还有待进一步的研究。尽管如此,在考虑对血小板严重减少或重症先兆子痫患者行硬膜外分娩镇痛时,TEG 检测和血小板功能分析对临床决定还是很有帮助的。

为了延迟或预防妊娠子痫发作,有些孕妇从怀孕早期开始服用低剂量阿司匹林(50～150 mg/d)。虽然服用阿司匹林不是椎管内麻醉的禁忌证,但是目前没有研究来评估服用低剂量阿司匹林的同时合并血小板减少是否会增加硬膜外血肿的风险。这种情况下,要根据个体情况来平衡利弊作出是否实施硬膜外镇痛的决定。

椎管内麻醉和(或)镇痛决策评估要点:①出血的临床证据;②血小板数量;③血小板变化趋势;④血小板质量;⑤凝血因子的质量和功能;⑥椎管内麻醉的获益等。

椎管内镇痛实施策略:①椎管内镇痛困难度评估;②困难气道评估;③现场最有经验的麻醉科医师实施;④频繁规律间隔时间的神经功能检查。

📖 **参考文献**

[1] LEE L O, BATEMAN B T, KHETERPAL S, et al. Risk of epidural hematoma after neuraxial techniques in thrombocytopenic parturients: a report from the Multicenter Perioperative Outcomes Group. Multicenter Perioperative Outcomes Group Investigators [J]. Anesthesiology, 2017, 126: 1053‑1063.

[2] ACOG practice bulletin No. 207: Thrombocytopenia in pregnancy [J]. Obstet Gynecol. 2019,133(3): e181‑e193.

[3] CAMANN W. Obstetric neuraxial anesthesia contraindicated? really? Time to rethink old dogma [J]. Anesth Analg, 2015,121(4): 846‑848.

[4] CHESTNUT D H. Chestnut's obstetric anesthesia: Principles and practice [M], 6th ed. Philadelphia: Elsevier, 2020: 859‑860.

［5］KEMPEN P M. Essential thrombocytosis and labor epidural placement while on aspirin：Assessing hemorrhagic risks：A case report［J］. A A Case Rep，2017，9（6）：172 - 174.

6　皮下注射 5 000 U 肝素的孕妇能做硬膜外分娩镇痛吗？

可以。

每天 2～3 次皮下注射 5 000 U 肝素是普遍使用的预防深静脉血栓形成的一种有效方法。预防性应用低剂量肝素对测量的凝血参数如活化部分凝血酶原时间(aPTT)、抗凝血因子 Xa 水平或肝素水平通常没有什么影响，但可能有高达 15% 的患者会有凝血参数的改变，不过这些患者的 aPTT 很少超过正常水平的 1.5 倍，且一般在 4～6 h 内恢复正常。所以，美国区域麻醉与疼痛医学学会 (American Society of Regional Anesthesia and Pain Medicine，ASRA)2018 年发布的《接受抗血栓或溶栓治疗患者进行区域阻滞麻醉的管理指南(第 4 版)》(以下简称《指南》)建议：每天 2～3 次皮下注射 5 000 U 肝素的患者，在最后一次注射后 4～6 h 或凝血功能评估正常后可以接受椎管内神经阻滞。

皮下注射高剂量肝素(＞5 000 单位/次或＞15 000 U/d)的安全性仍存在争议，因为肝素的抗凝作用随着剂量的增加呈非线性增加，且患者对高剂量肝素的反应也明显不同。因此，《指南》建议对于每日皮下注射肝素 2 次，每次剂量为 7 500～10 000 U 或每日总量≤20 000 U 的孕妇，在最后一次注射后 12 h 和凝血功能评估正常后可以接受椎管内阻滞。对于治疗性皮下注射肝素(＞10 000 单位/次或＞20 000 U/d)，建议在最后一次注射 24 h 后和凝血功能评估正常后可以接受椎管内神经阻滞。

其他抗凝药物的使用和椎管内阻滞的时间关系参见表 1 - 1。

表 1 - 1　抗凝药物的使用和椎管内阻滞的时间（欧洲麻醉医师协会）

药物	穿刺/置管/拔管前停药时间	穿刺/置管/拔管后恢复给药时间	实验室检查
肝素(预防，＜15 000 U/d)	4～6 h	1 h	用药超过 5 d 需检测血小板

（续表）

药物	穿刺/置管/拔管前停药时间	穿刺/置管/拔管后恢复给药时间	实验室检查
肝素（治疗）	IV 4～6 h SC 8～12 h	1 h	aPTT，ACT，血小板计数
LMWH（预防）	12 h	4 h	用药超过 5 d 需检测血小板
LMWH（治疗）	24 h	4 h	用药超过 5 d 需检测血小板
磺达肝癸钠（预防，2.5 mg/d）	36～42 h	6～12 h	抗凝血因子 Xa 活性
利伐沙班（10 mg，1 次/天）	22～26 h	4～6 h	
阿哌沙班（2.5 mg，2 次/天）	26～30 h	4～6 h	
达比加群（预防，150～20 mg）	禁忌	6 h	
香豆素	INR≤1.4	拔管后	INR
水蛭素	8～10 h	2～4 h	aPTT，ECT
阿加曲班	4 h	2 h	aPTT，ECT，ACT
阿司匹林	无	无	
氯吡格雷	7 d	拔管后	
噻氯匹定	10 d	拔管后	
普拉格雷	7～10 d	拔管后 6 h	
替格瑞洛	5 d	拔管后 5 h	
西洛他唑	42 h	拔管后 5 h	
非甾体抗炎药（NSAIDs）	无	无	

注：aPTT 活化部分凝血酶原时间；INR 国际标准化比值；ECT 蝰蛇毒凝血时间；ACT 活化全血凝固时间；SC 皮下注射；IV 静脉注射。

　　由于肝素诱导的血小板减少症可能在使用肝素期间发生，ASRA 建议患者在接受静脉或皮下注射肝素超过 4 天时，欧洲麻醉医师协会建议超过 5 天时，在椎管内阻滞麻醉实施前或导管移除前要做血小板计数检查。

📖 **参考文献**

[1] HORLOCKER T T，VANDERMEUELEN E，KOPP S L，et al. Regional anesthesia in the patient receiving antithrombotic or Thrombolytic Therapy American Society of Regional Anesthesia and Pain Medicine evidence-based guidelines（fourth edition）[J]. Reg Anesth Pain Med，2018，43：263-309.

［2］ GOGARTEN W，VANDERMEUIEN E，VAN A. H，et al. European society of anesthiology，regional anaesthia and antithrombotic agents：recommedation of the European society of anaesthesiology［J］. Eur Anesthesiol，2018；27(12)：999-1015.

⑦ 有腰部手术史的孕妇能接受椎管内分娩镇痛吗？

能，但成功率可能降低。

腰椎间盘突出症患者保守治疗无效后经常做腰椎间盘切除术，Sharrock 等报道，有脊柱手术史的非产科患者硬膜外麻醉的成功率为 91.2%，而没有手术史的成功率为 98.7%。作者认为这是因为术后解剖变形和硬脊膜瘢痕形成，粘连于黄韧带，使得硬膜外腔不连续或消失，从而降低了硬膜外麻醉的成功率。

但是 Bauchat 等在 2007—2010 年间对 42 名有椎间盘切除术史的孕妇和 42 名相匹配的孕妇进行的前瞻性病例对照研究发现，两组患者在布比卡因每小时用药量（主要结果）、从椎管内镇痛开始到分娩的时间间隔、分娩方式、椎管内穿刺置管的时间等方面没有差异。两组唯一的区别是有椎间盘切除术史的孕妇更可能需要尝试多个穿刺间隙。Bauchat 等认为标准的椎管内镇痛方法对接受椎间盘切除术的女性有效。

应该注意到，大多数评估椎管内分娩镇痛疗效的病例报道及前瞻性研究，在行脊柱侧弯矫正术或椎板减压切除术的孕妇中，硬膜外置管的成功率为 85%～95%，而有效镇痛率只有 50%～60%。原因可能是硬膜外导管置入假的间隙（false space）中，因而没有麻醉/镇痛效果。Hubbert 发现在第 5 腰椎至第 1 骶椎（L_5～S_1）间隙有金属棒（harrington rod）矫形手术的孕妇，硬脊膜穿破、反复试穿和硬膜外穿刺失败的危险增加。与脊柱侧弯的患者一样，有腰部手术史的孕妇，在实施椎管内分娩镇痛前要仔细询问病史和体检，并复习相关影像学检查。

📖 参考文献

［1］SHARROCK N E, URQUHART B, MINEO R. Extradural anaesthesia in patients with previous lumbar spine surgery［J］. Br J Anaesth, 1990, 65: 237 - 239.

［2］BAUCHAT J R, MCCARTGT R J, KOSKI T R, et al. Prior lumbar discectomy surgery does not alter the efficacy of neuraxial labor analgesia ［J］. Anesth Analg, 2012, 115: 348 - 353.

［3］BAUCHAT J R, MCCARTHY R J, KOSKI T R, et al. Labor analgesia consumption and time to neuraxial catheter placement in women with a history of surgical correction for scoliosis: A case-matched study ［J］. Anesth Analg, 2015, 121: 981 - 987.

［4］HUBBERT C H. Epidural anesthesia in patients with spinal fusion ［J］. Anesth Analg, 1985, 64: 843.

⑧ 有腰椎间盘突出的孕妇能接受椎管内分娩镇痛吗？

目前，作者没有查到这方面的研究文献。虽然腰椎间盘突出是妊娠期间最常见的脊柱病变，但其发生率并不高，文献报道发生率为万分之一。妊娠本身并不是腰椎间盘突出的独立危险因素。从外科来讲，对有症状的孕妇是保守治疗还是手术治疗要根据患者症状的严重程度来决定；从产科来讲，这种情况下最合适的分娩方式并不明确。对有症状的孕妇，文献中个案报道以剖宫产为多，对这些病例的分析表明，阴道分娩可能会增加产后神经症状恶化或马尾综合征发展的风险，剖宫产可能是有症状腰椎间盘突出孕妇更安全的选择。

对麻醉科医师来说，很多人担心实施硬膜外镇痛会使患者症状复发或加重，从而引起法律纠纷。但是，文献中没有发现实施硬膜外镇痛引起原有症状的复发或加重的案例。而疼痛科医师在硬膜外间隙注射局部麻醉药来治疗腰椎间盘突出是众所周知的。所以我们有以下几点建议：

（1）要详细了解孕妇腰椎间盘突出病史：腰椎间盘突出的节段、发作时的症状、治疗经过，目前有无腰腿痛、麻木等症状。

（2）进行神经系统检查，并记录在案。

（3）对目前没有腰椎间盘突出临床症状或症状稳定的孕妇，应该提供硬膜外分娩镇痛。但要明确告知：如果产后出现腰腿痛症状，它与椎管内分娩镇痛没有必然的因果关系，并取得孕妇和家属理解、签署知情同意书，椎管内穿刺时尽量避开椎间盘突出的节段。

（4）对有症状的孕妇，在保守或外科治疗症状好转后，根据患者具体情况平衡利弊。如果产科决定剖宫产，椎管内麻醉与全麻相比利大于弊，应该采用椎管内麻醉；如果产科决定阴道产，处理方式同（3）。

是否实施硬膜外分娩镇痛，应该采取多学科（产科、神经外科、疼痛科和麻醉科）会诊的医疗模式，从保证患者最大利益出发，经审慎研究后再作出决定。

📖 **参考文献**

［1］WEINREB J C, WOLBARSHT L B, COHEN J M, et al. Prevalence of lumbosacral intervertebral disk abnormalities on MR images in pregnant and asymptomatic nonpregnant women ［J］. Radiology, 1989, 170 (1 pt 1)：125－128.

［2］PASLARU F G, GIOVANI A, LANCU G, et al. Methods of delivery in pregnant women with lumbar disc herniation：A narrative review of general management and case report ［J］. J Med Life, 2020, 13(4)：517－522.

［3］MANCHIKANTI L, SINGH V, CASH K A, et al. A randomized, double-blind, active-control trial of the effectiveness of lumbar interlaminar epidural injections in disc herniation ［J］. Pain Physician, 2014, 17 (1)：E61－74.

［4］WHILES E, SHAFAFY R, VALSAMIS E M, et al. The management of symptomatic lumbar disc herniation in pregnancy：A systematic review ［J］. Global Spine J, 2020, 10(7)：908－918.

［5］HEBL J R, HORLOCKER T T, KOPP S L, et al. Neuraxial blockade in patients with preexisting spinal stenosis, lumbar disk disease, or prior spine surgery：efficacy and neurologic complications ［J］. Anesth Analg, 2010, 111(6)：1511－1519.

［6］CHESTNUT D H. Chestnut's obstetric anesthesia：Principles and practice ［M］. 6th ed. Philadelphia：Elsevier, 2020：1139－1159.

9 脊柱侧弯的孕妇能实施椎管内分娩镇痛吗?

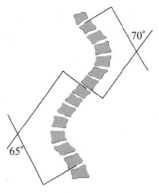

70°

65°

图 1-1 Cobb 角示意图

注:沿着侧弯近端的第一个椎体皮质上缘做一平行线,沿着远端最后一个节段椎体皮质下缘做另外一条平行线,并分别对这两条线各做一条垂线,两者的夹角即为 Cobb 角(本图引自参考文献[8])。

能,但成功率可能降低。

脊柱侧弯即脊柱纵轴侧向倾斜,其严重程度主要以脊柱弯曲的角度即 Cobb 角表示(图 1-1),严重脊柱侧弯在孕妇中较少见,发生率为 0.03%,尽管孕妇中仅有一小部分存在中、重度脊柱侧弯,但脊柱侧弯的患者妊娠是非常普遍的。

脊柱侧弯可以分为结构性和非结构性脊柱侧弯。非结构性脊柱侧弯表现为体位性侧弯、坐骨神经痛以及双腿长短不一,不影响脊柱活动度且为非进展性疾病。结构性脊柱侧弯包括原发性和继发性脊柱侧弯(常继发于某些神经肌肉疾病),可引起脊柱活动度降低,患者通常在侧弯凸面出现驼峰状肋骨突起。结构性脊柱侧弯患者可伴有椎体的轴向旋转,引起椎体变形、椎板变薄变短、椎管变窄。

孕妇如果存在未纠正的脊柱侧弯会因妊娠而加重脊柱弯曲度和心肺功能异常,胸段侧弯超过 65°的患者可出现限制性通气功能障碍以及继发的缺氧、肺动脉高压、右心功能衰竭。脊柱侧弯矫正后能够很好地耐受妊娠和分娩,如果不合并腰骶部畸形,盆腔结构改变较小,可考虑阴道分娩。

脊柱侧弯不是椎管内分娩镇痛的禁忌证。当 Cobb 角>30°的胸腰段脊柱侧弯或既往有器械植入和植骨融合手术史时,应当在产前接受麻醉科医师会诊,要点包括:①明确脊柱侧弯的病因、严重性、稳定性;②了解孕妇的骨骼肌肉和心肺系统疾病史;③回顾之前的产科和麻醉史;④复习影像学检查结果。

对严重胸腰段侧弯的孕妇实施硬膜外麻醉,由于难以确定硬膜外腔,操作难度更大,并发症发生率增加。在操作期间,应该记住孕妇的椎体可能是扭转的,其扭转程度是穿刺成功的限制因素。因此,建议选择受影响最小的间隙进行穿刺,在穿刺期间通过棘间韧带和黄韧带的阻力来保持正确的进针路径。

在肌源性或神经源性疾病导致的脊柱侧弯患者中,解剖结构的严重扭转可能使硬膜外麻醉无法进行,实时超声或许有助于辅助定位。

脊柱侧弯患者需要的硬膜外和腰麻的剂量因人而异,在严重侧弯患者实施腰麻时,高比重局部麻醉药可能会进入孤立的节段中,导致阻滞不全,可以考虑使用连续阻滞技术,根据需要的麻醉平面来滴定局部麻醉药的剂量。

2009 年 Ko 和 Leffert 通过文献复习探讨了合并脊柱侧弯的孕妇行椎管内阻滞所面临的问题。在这些文献报道中矫正术后患者椎管内穿刺成功率为 69%,面临的问题包括:置管失败(22%)、多次置管(13%)、斑片状阻滞(10%)、局部麻醉药用量过多(9%)、意外穿破硬膜(4%)、镇痛不足(4%)。未接受矫正术患者的成功率为 79%,问题包括:斑片状阻滞、阻滞不对称或单侧阻滞(均为 8%)、多次置管或置管失败(均为 4%)。

超声检查有助于了解腰椎的解剖结构,辅助椎管内阻滞。术前超声成像可提供有关成功穿刺的准确椎间水平、最佳针头插入点和针头推进深度的信息。

📖 参考文献

[1] LAPINSKY S E, TRAM C, MEHTA S, et al. Restrictive lung disease in pregnancy [J]. Chest, 2014,145(2):394-398.

[2] LEBEL D E, SERGIENKO R, WIZNITZER A, et al. Mode of delivery and other pregnancy outcomes of patients with documented scoliosis [J]. J Matern Fetal Neonatal Med, 2012,25(6):639-641.

[3] BOWENS C, DOBIE K H, DEVIN C J, et al. An approach to neuraxial anaesthesia for the severely scoliotic spine [J]. Br J Anaesth, 2013,111(5):807-811.

[4] BAUCHAT J R, MCCARTHY R J, KOSKI T R, et al. Labor analgesia consumption and time to neuraxial catheter placement in women with a history of surgical correction for coliosis: a case-matched study [J]. Anesth Analg, 2015,121(4):981-987.

［5］ PERLAS A, CHAPARRO L E, CHIN K J. Lumbar neuraxial ultrasound for spinal and epidural anesthesia: A systematic review and meta-analysis ［J］. Reg Anesth Pain Med, 2016, 41(2): 251 - 60.

［6］ EKINCI M, ALICI H A, AHISKALIOGLU A, et al. The use of ultrasound in planned cesarean delivery under spinal anesthesia for patients having nonprominent anatomic landmarks ［J］. J Clin Anesth, 2017, 37: 82 - 85.

［7］ KO J Y, LEFFERT L R. Clinical implications of neuraxial anesthesia in the parturient with scoliosis ［J］. Anesth Analg, 2009, 109(6): 1930 - 1934.

［8］ CHESTNUT D H. Chestnut's obstetric anesthesia: Principles and practice ［M］. 6th ed. Philadelphia: Elsevier, 2020: 1141 - 1147.

⑩ 腰部有文身的孕妇能接受椎管内分娩镇痛吗?

可以。

2002 年, Douglas 和 Swenerton 首次报道了为 3 例有腰背部文身的孕妇实施硬膜外阻滞的病例, 并探讨了文身与椎管内阻滞之间的关系, 这 3 名孕妇均接受了椎管内阻滞且没有不良反应。作者检索相关文献后发现, 1956 年有 5 名儿童在多次硬膜外注射抗生素后, 在硬膜外和蛛网膜下腔出现了医源性表皮样瘤, 此后陆续有一些相似病例被报道。Douglas 等认为可能的原因为穿刺针(无论有无针芯)经皮肤穿刺时, 上皮碎片会被困在中空的针孔内(组织取芯, tissue coring), 从而可能把表皮碎片带入硬膜外腔或脑脊液 (cerebrospinal fluid, CSF)中。Ozyurt 等使用 22G、25G 和 27G 不同直径的 Quincke 腰麻针进行蛛网膜下腔穿刺后立即收集 1 ml CSF 检查有无上皮细胞, 发现使用各种口径穿刺针, CSF 中均可见鳞状细胞, 口径越粗的针中细胞越多。不过, 也有观点认为, 虽然各种穿刺针都能导致组织取芯, 但大部分组织往往是血凝块或脂肪, 而不是表皮组织。此外, 文身墨水固定在真皮层的巨噬细胞内, 不会沿着针迹移动, 这表明针穿过文身皮肤应该没有风险。Douglas 等认为根据有限的现有信息, 通过文身部位进行椎管内穿刺可能会导致蛛网膜下腔炎或继发于炎症反应的神经病变等长期问题。

但是, 自从 2002 年 Douglas 和 Swenerton 的文章发表以来, 截止到

2020 年仍没有令人信服的相关并发症的报道。2001 年,有文身皮肤经验的病理学家 Kris Sperry 在美国产科麻醉及围产医学学会(Society for Obstetric Anesthesia and Perinatology,SOAP)的夏季刊上写道:"在通过文身将穿刺针置入硬膜外或蛛网膜下腔时,你不应有任何担心……通过文身皮肤插入针头真的没有任何危险"。Kluger 等在给期刊编辑的各种信件中,讨论了正常文身皮肤的组织病理学:文身后沉积在表皮中的色素逐渐消失,而表皮表层脱落。愈合后表皮完全没有色素。因此,组织取芯不太可能含有任何色素;在真皮中大部分色素被巨噬细胞吸收,巨噬细胞迁移到淋巴管。残留的墨汁颗粒主要分布在细胞内,分布在血管周围巨噬细胞和成纤维细胞中。如果发生组织取芯,色素更有可能是细胞内,而不是游离的。因此,在椎管内穿刺过程中被取芯的表皮细胞在任何情况下都不会有任何色素。

最近在家兔身上进行的一项实验显示,经过新文身区域穿刺并向蛛网膜下腔注射生理盐水,脑膜中没有发现文身色素,这不支持 Douglas 和 Swenerton 的假设。

Kluger 等认为色素组织取芯的理论风险导致了一些误解,给麻醉科医师带来了不必要的压力,使得部分孕妇不能得到硬膜外分娩镇痛。皮肤文身的组织学和最近的动物模型研究均证实,通过健康、已愈合的腰背部文身进行椎管内阻滞没有任何风险,无须采取预防措施(如先破皮再穿刺),麻醉科医师不应拒绝为腰背部有文身的女性实施椎管内阻滞。

临床工作中遇到腰背部文身的孕妇,可以考虑采取以下策略:①向上或向下调整穿刺间隙以避开文身;②侧入或选择文身区域内无图案的穿刺点;③先在局麻下破皮再行穿刺;④如果文身区域无法避开,可以直接穿刺。

📖 **参考文献**

[1] DOUGLAS M J, SWENERTON J E. Epidural anesthesia in three parturients with lumbar tattoos: a review of possible implications [J]. Can J Anaesth, 2002,49(10): 1057 - 1060.

[2] CHOREMIS C, ECONOMOS D, PAPADATOS C, et al. Intraspinal epidermoid tumours (cholesteatomas) in patients treated for tuberculous meningitis [J]. Lancet, 1956,271(6940): 437 - 439.

[3] OZYURT G, MOGOL E B, TOLUNAY S, et al. Tissue coring with spinal needles [J]. Reg Anesth Pain Med, 2000,25(6): 665.

[4] KLUGER N, SLETH J C. Lumbar tattoos and epidural analgesia in 2018: time to let it go[J]. Int J Obstet Anesth, 2018(34): 113.

[5] KLUGER N, SLETH J C, GUILLOT B. Lumbar tattoos and lumbar puncture: the emperor's new clothes [J]. Can J Anaesth, 2007, 54 (10): 855.

[6] KLUGER N, FRAITAG S, GUILLOT B, et al. Why puncturing a lumbar tattoo during epidural analgesia cannot induce an epidermoid tumor [J]. Reg Anesth Pain Med, 2010,35(3): 317.

[7] FERRAZ I L, BARROS G A, FERREIRA NETO P G, et al. Does spinal block through tattooed skin cause histological changes in nervous tissue and meninges? An experimental model in rabbits [J]. Reg Anesth Pain Med, 2015,40(5): 533–538.

[8] KLUGER N, SLETH J C. Tattoo and epidural analgesia: Rise and fall of a myth [J]. Presse Med, 2020,49(4): 104050.

11 椎管内分娩镇痛前应该补液吗？

虽然大多数麻醉科医师会在硬膜外镇痛前或同时给孕妇 500 ml 乳酸钠林格液扩容以减轻硬膜外麻醉和（或）镇痛引起的血压降低，但是关于在开始镇痛之前立即给予单次液体扩容能否降低不确定胎心率（non-reassuring FHR），几项小型研究的结果是矛盾的。ASA 产科麻醉特别小组也没有要求在椎管内镇痛开始之前需要静脉补充固定容量的液体。目前，椎管内分娩镇痛通常使用低浓度的局部麻醉药或经蛛网膜下腔注射阿片类药物，大多时候对母亲血压和胎心影响不大，所以不一定要预先补液，只要开放静脉，开始补液就可以进行硬膜外分娩镇痛，不必等输入一定量的液体后再做硬膜外镇痛。特别是对有肺水肿风险，如合并重度子痫前期的孕妇应慎重输液。但是，在硬膜外镇痛后如出现孕妇低血压时，首先应该给予子宫左倾位，快速补充液体，并酌情给予升压药。

对剖宫产手术的相关研究表明，实施蛛网膜下腔阻滞前给予液体和在实施蛛网膜下腔阻滞的同时给予液体，二者相比对母亲血压和新生儿的临床结局没有明显的不同。

📖 **参考文献**

［1］ CHESTNUT D H. Chestnut's obstetric anesthesia：Principles and practice ［M］. 6th ed. Philadelphia：Elsevier，2020. 479.

［2］ American Society of Anesthesiologists. Practice guidelines for obstetric anesthesia：an updated report by the American Society of Anesthesiologists Task Force on Obstetric Anesthesia and the Society for Obstetric Anesthesia and Perinatology ［J］. Anesthesiology，2016，124(2)：270 - 300.

［3］ BANERJEE A, STOCCHE R M, ANGLE P, et al. Preload or coload for spinal anesthesia for elective cesarean delivery：a meta-analysis ［J］. Can J Anaesth，2010，57(1)：24 - 31.

12 应该在什么环境下实施椎管内分娩镇痛？

硬膜外镇痛应该尽可能地在安静舒适和保护孕妇隐私的环境中进行。操作之前，必须做好充分的药物和器械准备以应对可能出现的不良反应和并发症，如血压下降、局部麻醉药全身毒性反应、全脊髓麻醉等。局部麻醉和椎管内分娩镇痛的实施和维持只能在具备复苏设备和药物的条件下进行。产房和实施剖宫产的手术间的设备、人员配备应与中心手术室相同，并随时做好由于母婴意外情况所需的急诊剖宫产的准备。

必要的设备包括100%的氧气和加压通气设备、合适的吸引设备、气道设备(包括口、鼻腔通气道、喉镜、气管导管和管芯)。药品包括常用的升压药、脂肪乳剂、心肺复苏药物(车)。

为了缓解孕妇在接受硬膜外阻滞时的紧张和提供心理支持，在美国以往的临床实践中，麻醉科医师在做硬膜外阻滞时，允许孩子的父亲在场，甚至可以让他帮助孕妇维持体位。2005年，美国加州一名孕妇的丈夫应医护人员要求，在孕妇接受硬膜外镇痛时帮助维持孕妇坐姿。不料，该男子见到硬膜外穿刺针时晕倒并造成脑出血，2天后不幸身亡。此后，美国各医院在孕妇接受硬膜外穿刺时要求家属离开。随着国内人性化医疗照护的不断发展,希望大家以此为戒,做分娩镇痛时不要让家属在场。我们也建议各医院制订相应制度,以便医护人员向患者、家属解释。

📖 **参考文献**

［1］ Woznicki K. Husband's death after watching wife's epidural leads to litigation ［EB/OL］. Medpage today, ［2005 - 07 - 08］. https://www. medpagetoday. com/obgyn/pregnancy/1332? vpass = 1.

⑬ 椎管内分娩镇痛的启动时机如何选择?

早期观察性研究发现,分娩早期实施硬膜外镇痛可能增加剖宫产的风险和延长产程,因此,以往的做法是在产程进入活跃期(宫口扩张 4~6 cm)或宫缩强烈(持续≥1 min,规律间隔 3 min)才可以开始硬膜外镇痛。但最近的随机对照研究不支持既往观察性研究的结论。2014 年,Cochrane 综述报告:分娩早期(宫颈口扩张 2~5 cm)或晚期开始硬膜外镇痛对剖宫产率、阴道器械助产率、第二产程时长、新生儿 1 min 和 5 min 时的 Apgar 评分<7分、脐动静脉血 pH 值等指标没有影响。

ASA 和 ACOG 共同发布临床指南,支持椎管内分娩镇痛不应受限于宫颈口扩张的程度,而应根据患者的基本条件和要求来决定。一旦进入产程,如果孕妇要求使用镇痛,在产科医师、麻醉科医师进行评估并取得患者同意、签署知情同意书后,就可以实施。

📖 **参考文献**

［1］ WONG C A. Neuraxial labor analgesia: Does it influence the outcomes of labor ［J］? Anesth Analg, 2017,124(5): 1389 - 1391.
［2］ SNG B L, LEONG W L, ZENG Y, et al. Early versus late initiation of epidural analgesia for labour ［J］. Cochrane Database Syst Rev, 2014, 9 (10): CD007238.

第二章　分娩镇痛操作

14 椎管内穿刺时，患者是坐位好还是侧卧位好？

由于妊娠引起的生理变化，孕妇腰椎明显前凸，使腰椎向前弯曲比较困难。好在多数孕妇相对年轻，腰椎柔韧性较好，有利于穿刺针进入硬膜外腔或蛛网膜下腔。

Vincent 和 Chestnut 的研究发现，无论是坐位或侧卧位，患者的舒适度没什么区别。在硬膜外穿刺置管过程中孕妇体位与导管穿破硬脊膜的发生率无关。但是有研究显示，采用头低侧卧位可能降低硬膜外导管误入血管的可能性。侧卧位操作的优势还包括：①很少发生直立性低血压；②更容易进行连续的胎心监护。侧卧位穿刺时，患者的背部应该和床沿对齐，以免患者身体将软床垫向下压弯，使麻醉科医师不能在一个平面上进行穿刺。孕妇整个背部的平面应垂直于床垫，避免被要求腰部凸出时，上面的肩关节前旋，使脊柱扭曲。

坐位穿刺时则应该将双足放置于小凳上使膝盖紧靠床边，助手协助患者使其背部靠近麻醉科医师，两肩对称、放松。好处：①更容易辨别中线，特别是在给肥胖的孕妇穿刺时；②避免肥胖孕妇侧卧位时可能发生的缺氧。

一项研究显示，在硬膜外穿刺过程中，侧卧位可最大限度地弯曲腰椎使孕妇的心输出量较坐位时降低更多。研究人员推测，侧卧位时最大限度的腰椎前屈可导致腹主动脉-下腔静脉受压，相比之下他们建议患者采取坐位弯曲，这样可以使子宫前倾，避免对主动脉和下腔静脉的压迫。他们建议"避免胎儿过度屈曲的体位"，尤其是当患者处于侧卧位时。

椎管内麻醉采用侧卧位还是坐位应根据患者情况和麻醉科医师的习惯来决定。

📖 **参考文献**

[1] VINCENT R D, CHESTNUT D H. Which position is more comfortable for the parturient during identification of the epidural space [J]? Int J Obstet Anesth, 1991,1: 9 - 11.

[2] HAMZA J, SMIDA M, BENHAMOU D, et al. Parturient's posture during epidural puncture affects the distance from skin to epidural space [J]. J Clin Anesth, 1995,7(1): 1 - 4.

[3] MHYRE J M, GREENFIELD M L, TSEN L C, et al. A systematic review of randomized controlled trials that evaluate strategies to avoid epidural vein cannulation during obstetric epidural catheter placement [J]. Anesth Analg, 2009,108(4): 1232 - 1242.

[4] ANDREWS P J, ACKERMAN W E 3rd, JUNEJA M M. Aortocaval compression in the sitting and lateral decubitus positions during extradural catheter placement in the parturient [J]. Can J Anaesth, 1993,40(4): 320 - 324.

[5] CHESTNUT D H. Chestnut's obstetric anesthesia: Principles and practice [M]. 6th ed. Philadelphia: Elsevier, 2020: 243.

⑮ 麻醉科医师根据体表标志来确定腰椎间隙水平可靠吗?

妊娠期间解剖学变异影响着椎管内麻醉的实施。逐渐增加的腰椎前凸影响了脊柱体表的解剖关系,这些变化包括以下 3 个方面:

(1) 妊娠期妇女骨盆在脊柱长轴上的前旋转,使髂嵴间连线(Tuffier 连线)所对应的椎间隙更倾向于头侧。非妊娠妇女的髂嵴连线在 $L_{4\sim5}$ 水平,孕妇的髂嵴连线与 $L_{3\sim4}$ 椎间隙水平相对应。

(2) 在妊娠期相邻腰椎棘突间的空间会更小,也就是我们常说的"她的椎间隙比较窄",这意味着对妊娠期妇女,使用中线的方法确认是硬膜外或蛛网膜下腔会更加困难。

(3) 磁共振成像(magnetic resonance imaging, MRI)显示妊娠期妇女

的腰椎前凸的顶点更靠近尾端,而胸椎后凸则减少。这些变化可能影响到腰麻药物在仰卧时在患者椎管内的扩散,导致麻醉平面更高。

Broadrent 等利用 MRI 研究了麻醉科医师正确地识别腰椎间隙的能力,两位麻醉科医师分别在同一个病人坐位和侧卧位时利用体表标志确定椎间隙。之后,与 MRI 确定的椎间隙水平比较。在 100 名患者的 200 个定位中,仅 29% 的椎间隙被正确识别,51% 的椎间隙比麻醉科医师预计的高一个节段(如 $L_{2\sim3}$ 被认作 $L_{3\sim4}$),15.5% 的椎间隙比预计的高 2 个节段,个别的甚至高出了 4 个节段。椎间隙能否被准确识别与患者体位无关。该研究还发现,19% 的患者脊髓圆锥终止于 L_1 以下。这意味着当选择较高的间隙进行穿刺时,由于有些脊髓圆锥终止位置较低,加上大多数时候实际椎间隙比操作者估计的要高,在腰麻时将更有可能造成脊髓损伤。所以,我们建议在触摸到较清晰的椎间隙时,选择较低的一个间隙进行穿刺置管。

📖 参考文献

[1] CHESTNUT D H. Chestnut's obstetric anesthesia: Principles and practice [M]. 6th ed. Philadelphia: Elsevier, 2020: 240-241.

[2] FASSOULAKI A, GATZOU V, PETROPOULOS G, et al. Spread of subarachnoid block, intraoperative local anaesthetic requirements and postoperative analgesic requirements in Caesarean section and total abdominal hysterectomy [J]. Br J Anaesth, 2004,93(5): 678-682.

[3] BROADBENT C R, MAXWELL W B, FERRIE R, et al. Ability of anaesthetists to identify a marked lumbar interspace [J]. Anaesthesia, 2000,55(11): 1122-1126.

16 如何提高肥胖孕妇椎管内穿刺的成功率?

为肥胖的孕妇实施椎管内阻滞术可能遇到的困难包括:①无法触及棘突或辨认中线;②硬膜外腔更深,导致穿刺方向偏离,增加了穿刺针偏向一侧的可能性;③由于脂肪增加以及激素导致的韧带变软,可能出现假性阻力消失或意外穿破硬脊膜;报道的硬脊膜穿破发生率在肥胖和正常孕妇分别为 4% 和 1%;④肥胖患者的间隙更难以被准确识别。

对于大多数肥胖孕妇,普通长度的穿刺针可以到达硬膜外腔,因此建议先用普通长度的穿刺针(更符合日常习惯,方便操作),如有困难,再改用加长的穿刺针。

对于肥胖特别是病态肥胖的孕妇,坐位穿刺有助于辨认中线;侧卧位时由于重力影响,可能会使横向的脂肪下垂并掩盖中线;观察第 7 颈椎(C_7)棘突和臀裂有助于更好地辨认中线;在穿刺期间询问孕妇感知针的位置也有助于识别中线;用针头探测皮下组织也可以帮助识别棘突,并辅助确定腰椎间隙。

随着超声仪在临床麻醉中的应用日趋增加,许多麻醉科都已经配备了超声仪。使用超声仪可以更客观地识别中线,测量皮肤到硬膜外腔的距离,甚至在超声引导下完成穿刺。但是超声成像在肥胖患者中会更加困难,需要麻醉科医师更熟练地掌握操作技能。此外,需要注意探头压迫软组织导致肥胖女性硬膜外腔的深度被低估的情况。

📖 参考文献

[1] PERALTA F, HIGGINS N, LANGE E, et al. The relationship of body mass index with the incidence of postdural puncture headache in parturients [J]. Anesth Analg, 2015,121(2): 451 - 456.

[2] SELIGMAN K M, WEINIGER C F, CARVALHO B. The accuracy of a handheld ultrasound device for neuraxial depth and landmark assessment: a prospective cohort trial [J]. Anesth Analg, 2018,126(6): 1995 - 1998.

[3] LI M, NI X, XU Z, et al. Ultrasound-assisted technology versus the conventional landmark location method in spinal anesthesia for cesarean delivery in obese parturients: A randomized controlled trial [J]. Anesth Analg, 2019,129(1): 155 - 161.

[4] SAHOTA J S, CARVALHO J C, BALKI M, et al. Ultrasound estimates for midline epidural punctures in the obese parturient: paramedian sagittal oblique is comparable to transverse median plane [J]. Anesth Analg, 2013, 116(4): 829 - 835.

[5] KULA A O, RIESS M L, ELLINAS E H. Increasing body mass index predicts increasing difficulty, failure rate, and time to discovery of failure of epidural anesthesia in laboring patients [J]. J Clin Anesth, 2017, 37: 154 - 158.

17 如何确定硬膜外穿刺是否成功?

有两种方法可以鉴别穿刺针是否到达硬膜外腔:悬滴法和阻力消失法,目前的临床实践中大多数麻醉科医师倾向于使用阻力消失法。

至于使用空气还是生理盐水来检测负压现象,目前仍然存在争议。用生理盐水可能增加注射器芯推注时的阻力,阻力消失时感觉明显,但是当有液体从硬膜外穿刺针流出时,很难分辨是生理盐水还是 CSF。用空气时难免将气体注入硬膜外腔,可能会导致阻滞不完全,并且可能造成颅内积气,增加穿刺后头痛的风险。然而 2014 年一项包含 852 名患者(绝大部分是孕妇)的荟萃分析发现,在确认硬膜外腔、意外血管内和(或)蛛网膜下腔置管、阻滞失败、阻滞不全等方面,使用空气或者生理盐水并没有区别。我们建议,根据硬膜外穿刺者的训练和习惯,无论使用空气还是生理盐水,阻力消失时即停止注射。

📖 **参考文献**

[1] CHESTNUT D H. Chestnut's obstetric anesthesia: Principles and practice [M]. 6th ed. Philadelphia: Elsevier, 2020: 249.

[2] ANTIBAS P L, DO NASCIMENTO JUNIOR P, BRAZ L G, et al. Air versus saline in the loss of resistance technique for identification of the epidural space [J]. Cochrane Database Syst Rev, 2014(7): CD008938.

[3] SEGAL S, ARENDT K W. A retrospective effectiveness study of loss of resistance to air or saline for identification of the epidural space [J]. Anesth Analg, 2010,110(2): 558 - 563.

[4] CARVALHO L P, AGARWAL A, KASHIWAGI F T, et al. Commonly used versus less commonly used methods in the loss of resistance technique for identification of the epidural space: A systematic review and meta-analysis of randomized controlled trials [J]. J Clin Anesth, 2017, 38: 41 - 51.

18 硬膜外穿刺或置管时，出现神经刺激征时应该如何处理？

硬膜外腔由结缔组织、脂肪、血管、淋巴管和脊神经填充，在硬膜外穿刺或置入导管时，有时患者会出现异样感觉甚至疼痛等神经根激惹症状，如果这些症状是一过性的，可以调整方向继续进针或置管；如果这些症状在继续进针或置管时仍然存在，则必须立即拔出穿刺针或导管，重新在不同间隙实施硬膜外分娩镇痛。在拔出穿刺针或导管时应注意以下两点：

（1）如果是在穿刺期间（导管未置入硬膜外穿刺针），应该把针芯放回穿刺针再拔出，以免可能钩挂在针尖的组织在拔针时被牵拉损伤。

（2）如果是在置管期间（导管已置入硬膜外穿刺针），应该把硬膜外针和导管一起拔出。在硬膜外导管末端已经超过硬膜外针（置管深度超过穿刺针长度）时，单独拔出导管可能使导管被针尖割断。

给药时也应该遵循同样原则，患者出现异样感觉或疼痛时应立即停止给药。这些异样感觉的出现不一定意味着神经损伤。但如果症状持续，则应该怀疑神经损伤的可能性，需要密切随访患者，并及时请神经科医师会诊。

📖 参考文献

［1］CHESTNUT D H. Chestnut's obstetric anesthesia：Principles and practice ［M］. 6th ed. Philadelphia：Elsevier，2020：759.
［2］中华医学会麻醉学分会. 中国麻醉学指南与专家共识（2017 版）［M］.北京：人民卫生出版社，2017：181 - 197.

19 硬膜外导管在硬膜外腔留置多少厘米比较合适？

实际上，这包含两个问题。在临床操作中，通常是穿刺针到达硬膜外腔后置入导管，拔出硬膜外穿刺针后再将导管拔出一些，直至导管在皮肤的位置适中。那么，什么是"适中位置"？ 也就是"在硬膜外腔内留置多长的导管"是一个问题。其次,在拔出硬膜外穿刺针之前,也就是调整导管留置深度之前,"通过硬膜外针置入导管多深"是另一个问题。

D'Angelo 等研究发现,当单孔硬膜外导管留置 2 cm 时,单侧镇痛的发生率最低,但导管异位的风险更高。而且导管留置 2 cm 或 4 cm 时,比留置 6 cm 或 8 cm 时需要重新置管的概率更大。当导管留置 8 cm 时,硬膜外导管置入静脉的风险最大。Beilin 前瞻性地将 100 名孕妇随机分为 3 组,多孔硬膜外导管留置深度分别为 3 cm、5 cm 和 7 cm,发现硬膜外腔内留置 7 cm 组异常感觉和置入血管的发生率最高,5 cm 组的镇痛效果最好。Mhyre 的系统性回顾研究发现,硬膜外腔内留置导管≤6 cm 可以降低置入血管的危险。所以,硬膜外腔内导管的留置深度似乎与导管种类有关,但一般来说,以 4～6 cm 为宜,不要超过 6 cm。

Brichant 等报道了 1 例硬膜外导管拔出困难,但最终拔出后发现是导管打结的病例。他们在给孕妇做分娩镇痛时,导管放置深度是超过硬膜外针尖 9 cm,拔出针后又将导管退出 4 cm,留在硬膜外间隙 5 cm。Brichant 同时进行了文献查找和复习,发现硬膜外导管打结的概率为两万分之一至三万分之一,导管打结的原因可能是硬膜外导管置入过长。作者没有描述是在通过硬膜外针放入导管期间还是在拔出针后调整导管位置退出时打的结,但是 Singh 等报道了 1 例由于置管过长而打结的病例,他们发现在放入导管后,不能通过退出导管来调整位置。

早期一项在腹部手术患者的 X 线影像学研究表明,在腰部水平置入聚乙烯硬膜外导管(一种软头导管)的平均长度超过 4.5 cm 会造成导管卷曲。在到达硬膜外腔后通过硬膜外穿刺针应该放多长的导管没有统一要求,虽然有报道硬膜外留置管长 3 cm 也能发生导管打结,但理论上讲,限制导管在硬膜外腔留置的长度有可能减少硬膜外导管的打结、卷曲等并发症。

📖 **参考文献**

[1] D'ANGELO R, BERKEBILE B L, GERANCHER J C. Prospective examination of epidural catheter insertion [J]. Anesthesiology, 1996, 84 (1): 88 - 93.

[2] BEILIN Y, BERNSTEIN H H, ZUCKER-PINCHOFF B. The optimal

distance that a multiorifice epidural catheter should be threaded into the
epidural space [J]. Anesth Analg, 1995,81(2): 301 - 304.

[3] MHYRE J M, VGREENFIELD M L, TSEN L C, et al. A systematic
review of randomized controlled trials that evaluate strategies to avoid
epidural vein cannulation during obstetric epidural catheter placement
[J]. Anesth Analg, 2009,108(4): 1232 - 1242.

[4] BRICHANT J F, BONHOMME V, HANS P. On knots in epidural
catheters: a case report and a review of the literature [J]. Int J Obstet
Anesth, 2006,15(2): 159 - 162.

[5] SINGH V, BHAKTA P, AHUJA A. Epidural catheter knot immediately
after catheter insertion [J]. Anaesth Intensive Care, 2015, 43 (2):
280 - 281.

[6] MUNEYUKI M, SHIRAI K, INAMOTO A. Roentgenographic analysis of
the positions of catheters in the epidural space [J]. Anesthesiology, 1970,33
(1): 19 - 24.

[7] FIBUCH E E, MCNITT J D, CUSSEN T. Knotting of the Theracath after
an uneventful epidural insertion for cesarean delivery [J]. Anesthesiology,
1990,73: 1293.

20 如何减少硬膜外腔血管内置管?

据报道,意外硬膜外的静脉置管发生率为 5.5%。如果硬膜外导管置入静脉未被及时发现,输注硬膜外镇痛剂量的局部麻醉药可能会导致严重的后果。Mhyre 等系统分析了 1966 年 12 月至 2007 年 10 月之间的 30 项前瞻性、随机分组对照试验,来评估 7 个避免硬膜外分娩镇痛时静脉置管的方法,发现以下 5 个方法可降低硬膜外静脉置管的风险:

(1)侧卧而不是坐卧放置硬膜外导管。

(2)置管前通过硬膜外针头注入液体。

(3)使用埋线的聚氨酯(wire-embedded polyurethane)导管,而不是聚酰胺(polyamide)硬膜外导管。

(4)硬膜外留置导管深度≤6 cm。

(5)使用单孔而非多孔导管(编者注:单孔管和多孔管相比可能不容易

回吸出血液,所以这个方法是值得质疑的)。

中线旁入路进针和使用较小的硬膜外针(管)不会降低硬膜外静脉置管的风险。

📖 **参考文献**

[1] NORRIS M C, FOGEL S T, DALMAN H, et al. Labor epidural analgesia without an intravascular "test dose" [J]. Anesthesiology, 1998, 88(6): 1495-1501.

[2] MHYRE J M, VGREENFIELD M L, TSEN L C, et al. A systematic review of randomized controlled trials that evaluate strategies to avoid epidural vein cannulation during obstetric epidural catheter placement [J]. Anesth Analg, 2009, 108(4): 1232-1242.

㉑ 如何固定硬膜外导管以避免其脱落?

硬膜外导管的固定是分娩镇痛操作中非常重要的一个环节,在镇痛期间可能由于体位变化等原因出现导管移位或脱落,进而导致镇痛效果不佳甚至失败。有许多研究评估使用不同的方法或设备固定硬膜外导管,Odor等比较了 Epi-Fix™、LockIt Plus® 和 Tegaderm™ 三种固定装置的效果,发现三种方法固定后硬膜外导管的位移分别为 1.0 cm、0.0 cm、0.5 cm,使用 LockIt Plus® 固定导管效果更好。Tadokoro 等使用一种含 2-乙基氰基丙烯酸酯的薄膜敷料固定导管,在镇痛期间导管的移位明显小于使用普通敷料的对照组(-1.9 ± 2.2 cm 比 0 ± 0 cm)。

有研究认为在固定硬膜外导管前,提前评估导管周围皮肤的情况,先涂抹皮肤黏着剂(如 3M 生产的 Cavilon),再覆盖一层无菌、透明的敷料贴,并在敷料边缘再用胶带加强固定。

硬膜外导管可能在穿刺部位移位、滑出,与镇痛泵的连接处也可能脱落,可以将导管在接头处折叠 2 次并用胶布缠绕固定,避免导管从接头处脱落(图 2-1)。

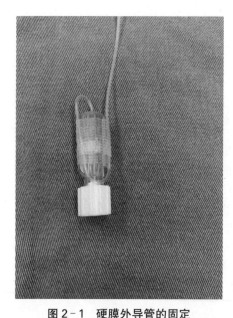

图 2-1　硬膜外导管的固定

注：导管反折后用胶布缠绕一圈，再次反折后再缠绕一圈

📖 参考文献

［1］ HAMILTON C L，RILEY E T，COHEN S E. Changes in the position of epidural catheters associated with patient movement ［J］. Anesthesiology，1997,86（4）：778-784，discussion 29A.

［2］ HERMANIDES J，HOLLMANN M W，STEVENS M F，et al. Failed epidural：causes and management ［J］. Br J Anaesth，2012，109（2）：144-154.

［3］ ODOR P M，BAMPOE S，HAYWARD J，et al. Intrapartum epidural fixation methods：a randomised controlled trial of three different epidural catheter securement devices ［J］. Anaesthesia，2016,71（3）：298-305.

［4］ TRIPATHI M，PANDEY M. Epidural catheter fixation：subcutaneous tunnelling with a loop to prevent displacement ［J］. Anaesthesia，2000,55（11）：1113-1116.

［5］ TADOKORO T，KAKINOHANA M，NAVARRO M，et al. The effectiveness of applying soft tissue bonding adhesive composed of 2-ethyl cyanoacrylate to epidural catheter fixations using film dressings：An open-label，randomized，parallel-group comparative study ［J］. Anesth Analg，2019,129（1）：149-154.

22　连接硬膜外导管的给药接头脱落怎么办？

硬膜外导管连接镇痛泵的接头有时会意外脱落，如何处理这种情况是有争议的。英国、加拿大和苏格兰的调查表明，大部分麻醉科医师在连接断开"短时间"内会剪掉一段硬膜外导管，把接头重新连接上继续使用硬膜外镇痛。如果是"长时间"断开，则因为担心感染会拔出导管，中止镇痛。但是"短时间"和"长时间"的概念很模糊，且剪掉硬膜外导管的长度也从 1 cm 到 20 cm 不等。

Langevin 等在体外硬膜外导管内灌注了含有芬太尼的生理盐水和细菌研究硬膜外导管被污染的长度和时间，发现只要硬膜外导管内的液体是静止的，脱落管头近端 20 cm 以上的部位可以保持 8 h 的无菌状态。Scholle 等的体外试验更接近临床，他们把 2 cm 硬膜外导管（假设的脱落）端浸在含有细菌的液体里 1 min，靠虹吸作用来造成可能的污染，拿出导管后将其放在无菌台上 5 min。之后，对污染端进行 3 种不同处理：①用无菌剪刀剪掉 2 cm 污染端；②用消毒液喷洗污染端 3 次，每次 30 s，再用无菌纱布擦干；③直接接上 0.75% 罗哌卡因输注。处理完毕，用 0.9% 生理盐水或 0.75% 罗哌卡因 3 ml 从污染端冲洗，从无菌的另一端收集冲洗液培养 24 h。发现：剪掉 2 cm 的一组（10 根硬膜外导管）冲洗液均没有细菌生长，消毒液处理的一组 50% 有细菌生长，直接输注局部麻醉药的一组 100% 有细菌生长。因此，作者认为单纯剪掉污染端 2 cm 就足以预防细菌感染。

由于没有足够的研究，ASA 发布的临床建议指出，在不知道接头什么时候脱落时，应该拔出硬膜外导管。但是，该建议没有说明看到接头脱落时，多长时间内可以重新连接、继续使用硬膜外导管。正像前面提到的调查研究，很多麻醉科医师会酌情处理这个问题，在脱落"短时间"内剪掉一段污染端，继续使用硬膜外镇痛。

📖 **参考文献**

[1] MCKENZIE A G, DARRAGH K. A national survey of prevention of infection in obstetric central neuraxial blockade in the UK [J]. Anaesthesia,

2011,66(6)：497-502.

[2] PARRY G. What do we do with a disconnected epidural catheter [J]? Can J Anaesth，2003,50(5)：523.

[3] PATON L，JEFFERSON P，BALL D R. The disconnected epidural catheter：a survey of current practice in Scotland [J]. Eur J Anaesthesiol，2012,29(9)：453-455.

[4] LANGEVIN P B，GRAVENSTEIN N，LANGEVIN S O，et al. Epidural catheter reconnection. Safe and unsafe practice [J]. Anesthesiology，1996，85(4)：883-888.

[5] SCHOLLE D，KIPP F，REICH A，et al. Influence of protective measures after epidural catheter disconnection on catheter lumen colonization：an in vitro study [J]. J Hosp Infect，2014,86(2)：133-137.

[6] Practice advisory for the prevention，diagnosis，and management of infectious complications associated with neuraxial techniques：An updated report by the American Society of Anesthesiologists Task Force on Infectious Complications Associated with Neuraxial Techniques and the American Society of Regional Anesthesia and Pain Medicine [J]. Anesthesiology，2017,126(4)：585-601.

23 分娩后硬膜外导管拔不出来怎么办？

分娩结束后，偶尔麻醉科医师很难把硬膜外导管拔出，可能的原因有导管弯曲、打结或是卡在骨骼、韧带、肌肉等组织里。这时，不要使劲硬拔。最常见的处理方法包括以下几点：

（1）让患者恢复穿刺置管时的体位，轻轻施加持续的力量试拔。如果无效，试行以下操作。

（2）让患者侧卧位，再试拔。Boey 用数字测力计（digital force gauge）在孕妇中比较了坐位和侧卧位拔管时所需要的力，发现坐位所需的力（3.68～3.78 N）是侧卧位（1.27～1.57 N）的 2.5 倍，即侧卧位时拔管更容易。

（3）如果侧卧位也不成功，可以试着从硬膜外导管里注射生理盐水后再在侧卧位下试拔。液体的压力和体积可能使导管周围组织松弛，有助于导管拔出。Jongleux 报道了 1 例成功运用此法的病例。如果注射液体困难（阻力很大），则应该停止注射。

（4）注射液体失败后，可以将导管轻度牵拉（实施轻度张力）后用胶布固定于患者后背，固定几小时甚至几天，待可能的背部肌肉紧张松弛后再尝试拔管。

（5）如果仍不能拔出导管，应该进行导管造影和（或）CT 检查，明确导管位置和形态，并进行相应处理。

（6）如果上述方法都不奏效，可以采用全麻＋肌松剂。Singh 在试用了多种方法失败后，对患者实施了全麻＋肌松剂，将患者摆放成侧卧位后拔出导管，并发现在离硬膜外导管尖端 6.5 cm 处有一个扣结。

必须强调，无论在何种情况下拔管，患者都不应该感觉到疼痛，如果有疼痛，应立即停止操作。因为导管可能缠绕在神经上，需要外科手术在直视下取管。

文献中有报道，使用无菌硬膜外针（Tuohy）以硬膜外导管为"导丝"将针头插入硬膜外腔，然后把针头和导管一起拔出。虽然个案报道是成功的例子，但是通常认为在放置硬膜外针时有切断导管的危险，因此不建议使用此技术。

有时在困难拔管过程中会发生导管断裂。导管断裂后多数患者是没有症状的，因为导管是无菌的、惰性（不起化学反应）的，可以不取出。但有文献报道，留置在体内的导管以后可能导致神经根压迫，出现放射性疼痛和腰椎狭窄，所以对这样的患者要交代清楚，并定期随访。有症状的患者可以考虑外科手术取出导管。值得注意的是，文献报道有 27% 的患者即使手术（因某些原因）也未能将导管取出。

对拔不出的硬膜外导管这个罕见并发症的处理，不管使用什么方法，都应该与患者和家属及时沟通，并充分尊重他们的意见。

📖 **参考文献**

[1] BOEY S K, CARRIE L E. Withdrawal forces during removal of lumbar extradural catheters [J]. Br J Anaesth, 1994,73(6): 833 - 835.

[2] JONGLEUX E F, MILLER R, FREEMAN A. An entrapped epidural catheter in a postpartum patient [J]. Reg Anesth Pain Med, 1998,23(6):

615 - 617.

[3] RAFATI J K, CHANDRASEKHAR S. A practical method for removal of entrapped epidural catheters [J]. Reg Anesth Pain Med, 2006, 31(6): 586.

[4] SINGH V, BHAKTA P, AHUJA A. Epidural catheter knot immediately after catheter insertion [J]. Anaesth Intensive Care, 2015, 43 (2): 280 - 281.

[5] SHANTHA T R, MANI M. A simple method to retrieve irretrievable epidural catheters [J]. Anesth Analg, 1991, 73(4): 508 - 509.

[6] STAATS P S, STINSON M S, LEE R R. Lumbar stenosis complicating retained epidural catheter tip [J]. Anesthesiology, 1995, 83 (5): 1115 - 1118.

[7] HOBAIKA A B. Breakage of epidural catheters: etiology, prevention, and management [J]. Rev Bras Anestesiol, 2008, 58(3): 227 - 233.

(24) 硬膜外试验用什么药物？

留置硬膜外导管可能会因为穿刺针或导管误入血管或穿破硬脊膜而出现并发症。为了预防可能出现的局部麻醉药毒性反应、高位脊髓麻醉或全脊髓麻醉的发生，麻醉科医师必须及时发现穿刺针或硬膜外导管误入血管或蛛网膜下腔的情况。

试验剂量的目的是帮助识别硬膜外导管置入蛛网膜下腔或血管内。理想的试验剂量必须是安全、易行且有效的，应该具有高敏感性（假阴性率低）和高特异性（假阳性率低）。血管内试验剂量应该尽量避免孕妇血流动力学的巨大波动及子宫胎盘血流受损。蛛网膜下腔试验剂量应该既可以容易鉴定蛛网膜下腔导管位置又不会引起高位或全脊髓麻醉及血流动力学紊乱。布比卡因 7.5 mg 或利多卡因 45～60 mg 是最常用的蛛网膜下腔试验剂量的局部麻醉药。麻醉科医师必须清楚试验剂量可能引起的反应，并且在给药后 3～5 min 严密观察患者的感觉、运动、交感功能以确定有无阳性反应。试验剂量应该被算到局部麻醉药的首次剂量中。

应该注意以下几点：

（1）硬膜外试验剂量阴性反应并不能保证硬膜外导管一定在硬膜外腔，

也不能保证硬膜外导管没有异位至血管或蛛网膜下腔，它只是降低导管误入血管或蛛网膜下腔的可能性。

（2）注射试验剂量时要快速，以免药物被稀释或代谢从而降低功效。

（3）注射含有肾上腺素试验剂量时，应在宫缩间歇时进行，以免混淆宫缩痛引起的和肾上腺素引起的心动过速。

（4）注射试验剂量后要等待足够时间（3～5 min）观察是否有蛛网膜下腔阻滞。

（5）试验药物可以同时，也可以分别检测血管内和蛛网膜下腔置管，目前美国常用的是同时检测血管内和蛛网膜下腔置管的 1.5% 的利多卡因＋5 μg/ml 肾上腺素。

其他常用试验剂量药物参见表 2－1。

表 2－1　硬膜外试验剂量给药方案*

试验剂量成分	阳性表现
蛛网膜下腔及血管内复合试验剂量 1.5% 利多卡因 ＋ 5 μg/ml 肾上腺素（1：200 000）；3 ml	血管内：1 min 内心率增加 20 次/min 蛛网膜下腔蛛网膜下：3～5 min 内运动神经阻滞**
0.25% 布比卡因 ＋ 5 μg/ml 肾上腺（1：200 000）；3 ml	
血管内试验剂量	
100 mg 利多卡因	耳鸣、口周麻木、口内异味、头晕
25 mg 布比卡因	
100 mg 普鲁卡因	
100 μg 芬太尼	头晕、困倦
1 ml 空气	多普勒超声下右侧心音改变
蛛网膜下腔试验剂量	
40～60 mg 利多卡因	3～5 min 内运动神经阻滞**
7.5 mg 布比卡因	

注：*：在使用术前药、β 受体阻滞剂、已麻醉患者以及孕妇使用试验剂量敏感性较低；**：髋关节屈曲减弱

参考文献

[1] CHESTNUT D H. Chestnut's obstetric anesthesia：Principles and practice [M]. 6th ed. Philadelphia：Elsevier, 2020：258 - 261.

[2] YILMAZ M，WONG C A. Technique of neuraxial anesthesia [M]. New York：McGraw-Hill，2007：27‐73.

[3] PONG R P，BERNARDS C M，HEJTMANEK M R，et al. Effect of chronic β-blockade on the utility of an epinephrine-containing test dose to detect intravascular injection in nonsedated patients [J]. Reg Anesth Pain Med，2013,38(5)：403‐408.

25 试验剂量必须加入肾上腺素吗？

试验剂量里加肾上腺素是有争议的。动物试验显示，血管内注射 0.2～1.0 μg/kg 肾上腺素，由于 α 受体激活，子宫动脉收缩，可以引起怀孕豚鼠一过性的子宫动脉血流速度减慢。有些麻醉科医师担心万一静脉内注射了肾上腺素会造成子宫胎盘血流和胎儿受损而不用含有肾上腺素的试验剂量。但是由这个剂量的肾上腺素引起的子宫血流减少是暂时的，且与正常宫缩时的子宫动脉血流减少类似，所以不会对健康孕妇造成危害。目前也没有因为静脉注射了肾上腺素试验剂量引起胎儿不良反应的报道。还有麻醉科医师认为，现在用的多孔硬膜外导管回吸血液敏感性可达 98%，硬膜外注射肾上腺素又能引起运动神经阻滞而拒绝使用含有肾上腺素的试验剂量。更有人争议，现在用的硬膜外分娩镇痛局部麻醉药都是低浓度的，而且是小剂量给药，即使是血管内或蛛网膜下腔注射，也不会引起局部麻醉药全身中毒或全脊髓麻醉，所以没必要用含有肾上腺素的试验剂量。

这些争论有一定道理。但是，在没有 β 受体阻滞的时候，含有肾上腺素的试验剂量具有 100% 的敏感度与特异度。而且孕妇血浆 α_1-酸性糖蛋白浓度降低和心输出量增加，加上硬膜外静脉淤血扩张，这些因素使孕妇游离局部麻醉药浓度升高，局部麻醉药中毒危险增加。我们建议常规使用含有肾上腺素的试验剂量。

常用的血管内试验剂量含有 15 μg 肾上腺素，健康志愿者血管内注射 15 μg 肾上腺素（1：200 000 溶液 3 ml）后会出现心动过速，无其他药物影响时，心率在 45 s 内增加 20 次/分，有时收缩压也会增加 15～25 mmHg（1 mmHg = 0.133 kPa）。

《Chestnut 产科麻醉学理论与实践》认为，对于合并严重高血压或子宫胎盘功能障碍的孕妇，如果硬膜外导管在血管内，注入肾上腺素会加重原有的子宫胎盘功能障碍。因此，对于此类患者可能不适合使用含肾上腺素的试验剂量。但是在临床实际工作中，严重高血压或妊娠子痫的患者常用降压药控制血压。在作者工作的塔夫茨医学中心，仍在这些孕妇中使用含肾上腺素的试验剂量，并没有发现对母婴的危害作用。

服用β受体阻滞剂的孕妇在使用含有肾上腺素的试验剂量时，心率可能不会加速，但如果血压升高≥15 mmHg，可以认为药物进入了血管内或试验阳性，因为β受体阻滞剂抑制心率加快，但不抑制血压升高。也有人建议使用不含肾上腺素的局部麻醉药等（表 2-1）做试验剂量，以观察局部麻醉药中毒症状，如出现头晕、耳鸣、唇麻、口有异味等为试验阳性。但是因为是主观症状的表现，需要患者能够正确理解医师的问题、准确表达自己的感受。有时患者会因为做硬膜外前接受了镇痛药而出现头昏或因产程长而出现劳累、烦躁，从而影响与医师的交流，所以要保证患者清醒地与医师进行有效的沟通，只有这样才能正确判断试验结果。

参考文献

[1] CHESTNUT D H. Chestnut's obstetric anesthesia: Principles and practice [M]. 6th ed. Philadelphia: Elsevier, 2020: 258-261,479-480.

[2] CHESTNUT D H, WEINER C P, MARTIN J G, et al. Effect of intravenous epinephrine on uterine artery blood flow velocity in the pregnant guinea pig [J]. Anesthesiology, 1986,65(6): 633-636.

[3] GUINARD J P, MULROY M F, CARPENTER R L, et al. Test doses: optimal epinephrinecontent with and without acute beta-adrenergic blockade [J]. Anesthesiology, 1990,73(3): 386-392.

26　硬膜外分娩镇痛药里可以加入肾上腺素吗?

可以。

有些麻醉科医师认为肾上腺素可能会导致子宫胎盘血流灌注受损，因而拒绝通过硬膜外使用含肾上腺素的局部麻醉药，包括含有肾上腺素的试验剂量。Chestnut 给怀孕豚鼠静脉注射 0.2～1.0 μg/kg 肾上腺素后引起一过性的子宫动脉血流速度减慢。Albright 在硬膜外注射 50 μg 的肾上腺素并不影响孕妇绒毛膜间隙的血流。Abboud 在孕妇中比较了硬膜外注射 0.5% 布比卡因和 1∶300 000(3.3 μg/ml)肾上腺素 + 0.5% 布比卡因分娩镇痛,镇痛水平维持在 T_{10},直到分娩。在局部麻醉药里加入肾上腺素对子宫收缩、第一产程和第二产程时间、胎心率和变异性,以及胎心率异常的发生率没有明显影响。而且肾上腺素组孕妇低血压的发生率明显降低($P<$ 0.05),镇痛时间显著延长(186.8 ± 11.6 min 比 85.3 ± 6.1 min,$P<$ 0.001)。新生儿的 Apgar 评分、酸碱状态以及神经和适应能力得分(neurologic and adaptive capacity scores,NACS)两组都一样好。

为了减少局部麻醉药的毒副作用和运动神经阻滞,麻醉科医师在硬膜外分娩镇痛药液中加入阿片类药物以降低局部麻醉药浓度(如 0.125% 布比卡因)。近年来,"超低浓度"的局部麻醉药(0.062 5% 或更低浓度的布比卡因)逐渐盛行。肾上腺素通过 α_2 受体产生镇痛作用,可以进一步降低局部麻醉药的浓度而保持有效的镇痛。哈佛大学医学院附属贝丝以色列女执事医疗中心(Beth Israel Deaconess Medical Center,BIDMC)的 Li 等研究证实在布比卡因中加入 1.67 μg/ml 芬太尼可以使布比卡因的最低局麻药镇痛浓度(minimum local analgesic concentration,MLAC)降低 60%(0.119%～0.048%),加入 1.67 μg/ml 的肾上腺素可以使布比卡因的 MLAC 降低 30%(0.119%～0.082%),如果同时加入 1.67 μg/ml 芬太尼和 1.67 μg/ml 肾上腺素,可以使布比卡因的 MLAC 降低 70% 以上(0.119%～0.033%)。之后,Li 等对 120 名孕妇进行了前瞻性随机双盲研究,比较了硬膜外输注 15 ml/h 含有 1.66 μg/ml 芬太尼的 0.04% 布比卡因,和加入 1.67 μg/ml 肾上腺素的此药液对每小时爆发性疼痛发生率的影响。加入小量肾上腺素使每小时爆发性疼痛的发生率降低了 50%,同时对恶心、瘙痒、低血压等不良反应没有影响。

📖 **参考文献**

[1] CHESTNUT D H, WEINER C P, MARTIN J G, et al. Effect of intravenous epinephrine on uterine artery blood flow velocity in the pregnant

guinea pig [J]. Anesthesiology，1986,65(6)：633 - 636.

[2] ALBRIGHT G A，JOUPPILA R，HOLLMÉN A I，et al. Epinephrine does not alter human intervillous blood flow during epidural anesthesia [J]. Anesthesiology，1981,54(2)：131 - 135.

[3] ABBOUD T K，SHEIK-OL-ESLAM A，YANAGI T，et al. Safety and efficacy of epinephrine added to bupivacaine for lumbar epidural analgesia in obstetrics [J]. Anesth Analg，1985,64(6)：585 - 591.

[4] LI Y，SHU S，TIRADO C，et al. Fentanyl and epinephrine on the minimum local analgesic concentration of epidural bupivacaine for labor pain relief [J]. J Anesth Perioper Med，2019,6：8 - 14.

[5] LI Y，DALELA S，KRAEMER J，et al. Epinephrine on continuous epidural pain relief in labor [J]. J Anesth Perioper Med，2019,6：1 - 7.

27　如何选择硬膜外镇痛用药?

在第一产程,椎管内使用阿片类药物能有效减轻内脏痛;在第一产程末和第二产程,联合局部麻醉药和阿片类药物可以减轻躯体痛。联合用药可以减少每一种药物的用量,减轻不良反应。

硬膜外镇痛的起始和维持,既要考虑局部麻醉药的剂量,也要考虑局部麻醉药的浓度。研究表明,使用低浓度-高容量的局部麻醉药,可提高硬膜外镇痛的有效性和安全性。

酰胺类局部麻醉药布比卡因和罗哌卡因是最常用的硬膜外分娩镇痛的局部麻醉药,在大多数孕妇,布比卡因 $6.25 \sim 12.5 \, mg(0.0625\%$ 的溶液 $10 \sim 20 \, ml$ 或者 0.125% 的溶液 $5 \sim 10 \, ml)$ 联合芬太尼和(或)舒芬太尼,分娩镇痛效果足够。罗哌卡因的效能比布比卡因弱 $20\% \sim 40\%$,但是罗哌卡因作用时间更长,当连续硬膜外注射时,两者的临床效能相当。

没有证据表明 3 种长效局部麻醉药中的任何一种在临床上优于其他另外两种。镇痛维持期间,布比卡因的浓度范围是 $0.05\% \sim 0.125\%$,芬太尼为 $1.5 \sim 3 \, \mu g/ml$,舒芬太尼为 $0.2 \sim 0.33 \, \mu g/ml($表 $2-2)$。阿片类药物的最佳浓度,可能根据局部麻醉药的浓度、给药方式、肾上腺素的使用、产程以及其他因素而变化。使用上述浓度阿片类药物未观察到新生儿不良结局。

表 2-2　硬膜外镇痛的药物选择

药物	镇痛起始浓度及剂量	镇痛维持浓度及剂量
布比卡因	$0.0625\% \sim 0.125\%$	$0.05\% \sim 0.125\%$
左旋布比卡因	$0.0625\% \sim 0.125\%$	$0.05\% \sim 0.125\%$
罗哌卡因	$0.08\% \sim 0.2\%$	$0.08\% \sim 0.2\%$
芬太尼	$50 \sim 100\,\mu g$	$1.5 \sim 3\,\mu g/ml$
舒芬太尼	$5 \sim 10\,\mu g$	$0.2 \sim 0.33\,\mu g/ml$

注：通常选用一种局部麻醉药复合一种阿片类药物，镇痛维持期间给药速度在 $8 \sim 15\,ml/h$ 之间，按需调节。

近年来，在硬膜外局部麻醉药里加入低剂量肾上腺素，使布比卡因浓度更低，但保持了有效的镇痛效果。例如，BIDMC 所用的硬膜外分娩镇痛液里包含 0.04% 布比卡因 $+ 1.66\,\mu g/ml$ 芬太尼 $+ 1.67\,\mu g/ml$ 肾上腺素。

📖 参考文献

[1] LYONS G R, KOCAREV M G, WILSON R C, et al. A comparison of minimum local anesthetic volumes and doses of epidural bupivacaine (0.125% w/v and 0.25% w/v) for analgesia in labor [J]. Anesth Analg, 2007,104(2)：412-415.

[2] GINOSAR Y, DAVIDSON E M, FIRMAN N, et al. A randomized controlled trial using patient-controlled epidural analgesia with 0.25% versus 0.062 5% bupivacaine in nulliparous labor：effect on analgesia requirement and maternal satisfaction [J]. Int J Obstet Anesth, 2010,19 (2)：171-178.

[3] NGAN KEE W D, NG F F, KHAW K S, et al. Determination and comparison of graded dose-response curves for epidural bupivacaine and ropivacaine for analgesia in laboring nulliparous women [J]. Anesthesiology, 2010,113(2)：445-453.

[4] BEILIN'Y, GUINN N R, BERNSTEIN H H, et al. Local anesthetics and mode of delivery：bupivacaine versus ropivacaine versus levobupivacaine [J]. Anesth Analg, 2007,105(3)：756-763

[5] CHESTNUT D H. Chestnut's obstetric anesthesia：Principles and practice [M]. 6th ed. Philadelphia：Elsevier, 2020：490-494.

[6] LI Y, DALELA S, KRAEMER J, et al. Epinephrine on continuous epidural pain relief in labor [J]. J Anesth Perioper Med, 2019,6：1-7.

第三章　分娩镇痛管理

28 椎管内分娩镇痛期间应该监测哪些项目?

分娩镇痛期间应持续监测孕妇的生命体征[(如血压、心率、血氧饱和度、呼吸频率)和胎心率(fetal heart rate,FHR)]变化,间断评估疼痛及运动阻滞情况(表3-1)。

表3-1　运动阻滞评估

分　　级	说　　明
0级	无阻滞,能完全弯曲踝关节和膝关节
1级	部分阻滞,能屈膝,不能抬腿
2级	几乎完全阻滞,能弯曲踝关节,不能屈膝
3级	完全阻滞,不能弯曲踝关节,也不能屈膝

在镇痛起始阶段和每次追加给药后,每2~3 min测量一次血压,监测15~20 min,或更长时间,直到母亲的血流动力学达到稳定状态;在镇痛维持阶段的生命体征监测频率可根据母婴对药物的反应和产程进展而定,连续监测直至产后2 h,并根据孕妇的情况及时记录。

在给予试验剂量和治疗剂量后应评估镇痛感觉阻滞平面和运动阻滞程度。通常采用改良Bromage评分评估运动阻滞,采用视觉模拟评分评估疼痛程度。

0分表示无痛;1~3分表示有轻微的疼痛;4~6分疼痛较为剧烈并影响睡眠,但尚能忍受;7~9分疼痛难以忍受,影响食欲和睡眠;10分为无法忍受的剧烈疼痛,痛不欲生。疼痛模拟评分≤3分为镇痛有效,≥4分时应分析原因,及时给予恰当的处理。

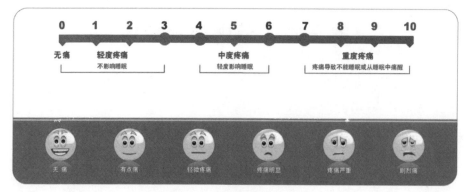

图3-1　视觉模拟评分表

在椎管内穿刺、置管期间可能不能电子胎心监护(electronic fetal monitoring,EFM),但在穿刺之前、之后均应持续监测。胎心监护通常采用中华医学会围产医学分会推荐的三级评价系统:第Ⅰ类为正常EFM图形,包含正常的胎心率基线及基线中度变异,无变异减速或晚期减速,有或无早期减速和加速,不需特殊干预。第Ⅲ类为异常EFM图形,包括基线消失伴反复性晚期减速、反复性变异减速、胎儿心动过缓3项中的任意1项,或者呈正弦曲线图形。出现第Ⅲ类EFM图形立即进行宫内复苏,包括吸氧、改变体位、维持母亲正常血压、中止分娩刺激、使用宫缩抑制剂等,如果这些处理不能消除第Ⅲ类EFM图形,应尽快娩出胎儿。上述两种情况之间的被定义为第Ⅱ类,是可疑的EFM图形,需要持续监护、评估,必要时行宫内复苏,如果转化为第Ⅰ类或第Ⅲ类EFM图形则进行相应处理。

📖 **参考文献**

[1] 姚尚龙,沈晓凤.分娩镇痛技术与管理规范[M].北京:科学技术文献出版社,2020:39-40.
[2] 中华医学会围产医学分会.电子胎心监护应用专家共识[J].中华围产医学杂志,2015,(7):486-490.
[3] Practice bulletin No. 145: antepartum fetal surveillance [J]. Obstet Gynecol, 2014,124(1):182-192.

(29) 分娩镇痛期间孕妇需要禁食吗?

这是一个有争议的问题。1946 年柯蒂斯·门德尔森(Curtis Mendelson)的研究提示,产程中让孕妇禁食可以避免产科全麻时的误吸。至今这一做法仍在很多医院执行。但随着产科麻醉的进步和麻醉环境的改善,如椎管内麻醉与镇痛的普遍应用、不再使用不透明的橡胶口罩做全麻、产科麻醉的专科训练等,使孕妇误吸发生率降至极低。Ciardulli 系统分析了 10 项随机分组、比较分娩中严格和非严格限制进食的研究,没有发现任何组有在全麻时反流和误吸的孕妇。而且,非严格限制组孕妇的产程较短(平均差异 - 16 min,95%CI:- 25~ - 27)。2013 年 Cochrane 综述也未发现低危孕妇在分娩中非严格限制饮食有什么危害。虽然研究数据不足以估计孕妇误吸(孟德尔森综合征)的发病率,但 Sperling 等争议,分娩期间常规限制进食不能反映孕妇的意愿,更重要的是分娩期间口服摄入量的决策必须基于母婴总体的风险与收益的证据,对低风险孕妇,在向孕妇讲清楚分娩期间禁食的利弊后,由孕妇自己决定吃还是不吃。

各个国家的临床指南和医院政策并不一致。1997 年,世界卫生组织发布的《正常分娩照护指南》并不反对反流误吸低风险的孕妇分娩过程中进食。2020 年发布的《中国椎管内分娩镇痛专家共识》,第三款"分娩镇痛的实施"中的第七条"分娩镇痛期间的饮食和液体管理"明确指出:为了减少反流误吸的风险,孕妇进入产程后宜避免摄入固体食物。分娩期间适当摄入清饮料可以增加孕妇舒适度和满意度,包括水、无气泡果汁、含糖饮料、茶、咖啡和运动饮料等。《美国产科麻醉临床指南》指出:"对没有并发症的孕妇,产程中可以饮用适量的清饮料,和饮料中有颗粒相比,饮用量不是那么重要。对有误吸危险的孕妇如肥胖、糖尿病、困难气道或可能需要手术结束分娩的孕妇,清饮料的使用要根据患者具体情况而定⋯⋯但所有孕妇应该避免固体食物。"ACOG 也支持《美国产科麻醉临床指南》。所以,中美临床指南原则上一致。

应该指出的是,《美国产科麻醉临床指南》建议是根据会员调查和专家观点,而不是科学证据而定,因为文献中有关研究甚少。虽然欧洲临床指南不主张孕妇进食固体食物，但是他们承认产科误吸率很低，因此指出"低风险孕妇在分娩过程中可以食用低渣固体食物，如饼干、烤面包和谷物脆片"。

Chackowicz 等电话询问了 118 家加拿大医院分娩中心的护士长，发现如果第一产程活跃期未使用硬膜外镇痛，50.9% 的被调查医院仅限于让孕妇摄入清液体和（或）冰屑，38.1% 的医院允许孕妇吃固体食物。当活跃期使用硬膜外镇痛时，82.2% 的被调查医院仅限于让孕妇摄入清液体和（或）冰屑，7.2% 的医院允许孕妇吃固体食物。四川大学华西第二医院的 Huang 等对中国 22 个省、市和自治区的 1 213 家医院进行了问卷调查，发现有 939 家（77.4%）医院允许孕妇自带容易消化的食物，813 家（67.0%）医院允许孕妇吃她想吃的食物，仅有 34 家（2.8%）医院限制孕妇的液体摄入量。

虽然未来的临床指南有可能放宽孕妇进食限制，特别是对产程较长的孕妇，但是鉴于这个问题的复杂性和需要更多的研究，我们建议：孕妇是否需要禁食应根据目前国家临床指南和医院具体政策来执行。

📖 参考文献

[1] MENDELSON C L. The aspiration of stomach contents into the lungs during obstetric anesthesia [J]. Am J Obstet Gynecol, 1946, 52: 191-205.

[2] CIARDULLI A, SACCONE G, ANASTASIO H, et al. Less-restrictive food intake during labor in low-risk singleton pregnancies: a systematic review and meta-analysis [J]. Obstet Gynecol, 2017,129(3): 473-480.

[3] SINGATA M, TRANMER J, GYTE G M. Restricting oral fluid and food intake during labour [J]. Cochrane Database Syst Rev, 2013, 2013 (8): CD003930.

[4] SPERLING J D, DAHLKE J D, SIBAI B M. Restriction of oral intake during labor: whither are we bound [J]. Am J Obstet Gynecol, 2016,214 (5): 592-596.

[5] Care in normal birth: a practical guide. Technical Working Group, World Health Organization [J]. Birth, 1997,24(2): 121-123.

[6] Practice guidelines for obstetric anesthesia: An updated report by the American Society of Anesthesiologists Task Force on Obstetric Anesthesia and the Society for Obstetric Anesthesia and Perinatology [J]. Anesthesiology, 2016,124(2): 270-300.

[7] ACOG committee opinion No.766: Approaches to limit intervention during

labor and birth [J]. Obstet Gynecol, 2019,133(2)：é164 - e173.

[8] SMITH I, KRANKE P, MURAT I, et al. Perioperative fasting in adults
　　and children：guidelines from the European Society of Anaesthesiology
　　[J]. Eur J Anaesthesiol, 2011,28(8)：556 - 569.

[9] CHACKOWICZ A, SPENCE A R, ABENHAIM H A. Restrictions on oral
　　and parenteral intake for low-risk labouring women in hospitals across
　　Canada：a cross-sectional study [J]. J Obstet Gynaecol Can, 2016,38(11)：
　　1009 - 1014.

[10] HUANG C Y, LUO B R, HU J. Investigation on the status of oral intake
　　management measures during labor in China [J]. Medicine (Baltimore),
　　2020,99(23)：e20626.

30 针对产程长的孕妇，如何补充能量以避免其精疲力尽？

　　分娩是一项体力劳动(英文名 labor，与劳动是同一个词)，而且产程长短不能准确预测，所以孕妇可能需要大量的能量。有关孕妇营养需求的研究非常少，但有研究提示分娩所需能量与持续的中等量有氧运动相似。孕妇在产程中能否进食是学术界争论已久的问题。自 1946 年柯蒂斯·门德尔森(Curtis Mendelson)医生发表了那篇经典文章，建议在分娩中全身麻醉时的误吸可以通过产程中禁食来避免，这个做法一直是西方很多国家的常规。

　　主张让误吸低风险孕妇进食的人认为：①门德尔森的建议不是建立在高水平循证研究的基础上；②现代产科麻醉主要应用椎管内麻醉和镇痛，真正使用全麻的机会并不多(3%～5%)，这和门德尔森时代的麻醉完全不同；③现代麻醉中的气道管理器械和监护设备更加完善，这些进步使临床上孕妇误吸的发生率降至极低；④研究显示，30%的孕妇希望产程中能够吃东西，近 60%的孕妇说产程中不让口服液体使她们很焦虑。而产程中喝高蛋白饮料的孕妇比喝水或嚼冰碴的孕妇满意度更高，孕妇满意度应该是衡量医疗质量的一个指标。

　　反对孕妇进食的人争论的焦点主要有：①一旦产妇临产，她们的胃排空时间延长，因而增加误吸危险；②虽然误吸在现代麻醉中确实很罕见，但是

1998—2011 年的全美产科住院患者研究表明,即使在限制产程中进食的情况下,仍有 7% 的母亲心脏骤停与误吸有关;③尽管孕妇可能不愉快,但只让她们口服清液体似乎对孕妇的耐力和阴道分娩均无影响。

各国医学协会对产程中的口服建议很不一致,我们建议医护人员应根据本国临床指南行事。对于有恶心、呕吐等不能口服清饮料的产妇,可以适当补充含葡萄糖液体。葡萄糖是妊娠子宫的主要能量来源,母体的葡萄糖也是胎儿的主要能源。分娩过程中葡萄糖的生理需要是 10 g/h。虽然研究结果不一致,但有研究表明,与分娩中使用林格液和口服透明液体的比较,孕妇接受 125 ml/h 含 5% 葡萄糖的溶液可以缩短产程和减少催产素的使用。以前认为给母亲含糖液体可能造成新生儿低血糖,但近年来随机分组对照试验并没有发现这种并发症。

📖 参考文献

[1] MENDELSON C L. The aspiration of stomach contents into the lungs during obstetric anesthesia [J]. Am J Obstet Gynecol, 1946, 52: 191–205.

[2] ELIASSON A, PHILLIPS Y, STAJDUHAR K, et al. Oxygen consumption and ventilation during normal labor [J]. Chest J, 1992, 102(2): 467–471.

[3] SPERLING J D, DAHLKE J D, SIBAI B M. Restriction of oral intake during labor: whither are we bound [J]? Am J Obstet Gynecol, 2016, 214(5): 592–596.

[4] MCQUAID-HANSON E, LEFFERT L R, BATEMAN B T. Oral intake during labor: an alternative interpretation of recent data [J]. Am J Obstet Gynecol, 2016, 215(5): 672.

[5] ACOG committee opinion No. 766: Approaches to limit intervention during labor and birth [J]. Obstet Gynecol, 2019, 133(2): e164–e173.

[6] YULGHUNLU F A, SHAFAIE F S, MIRGHAFOURVAND M, et al. The effects of intravenous dextrose 5%, Ringer's solution, and oral intake on the duration of labor stages in nulliparous women: a double-blind, randomized, controlled trial [J]. J Matern Fetal Neonatal Med, 2020, 33(2): 289–296.

31 椎管内分娩镇痛期间孕妇应保持什么体位?

当孕妇处于仰卧位时,主动脉和下腔静脉受压。下腔静脉受压使回心血量减少,心输出量降低,血压下降。子宫血流量(子宫血流量=灌注压/子宫血管阻力)与灌注压(灌注压=子宫动脉压-静脉压)成正比,母体血压下降,子宫胎盘灌注就减少。文献中有很多报道足月孕妇平卧时出现休克症状,改变体位后症状缓解。20世纪后期有人提出在剖宫产时子宫倾斜15°来缓解主动脉和下腔静脉受压。之后,在妊娠20周以上的孕妇中要将其子宫倾斜15°成为传统做法。

近年来关于"仰卧位低血压综合征"有很多争议。2015年Higuchi等利用磁共振研究了10名足月日本孕妇,测量她们在平卧、左侧位15°、左侧位30°和左侧位45°时下腔静脉和主动脉的横切面(容积)变化。与非孕妇比较,孕妇平卧并没有发现主动脉受压,而左侧位15°也不能有效解除下腔静脉受压。麻醉药物和技术可使静脉扩张,减少静脉回流,增加低血压的风险。Lee等也证实,在健康足月孕妇腰麻下行择期剖宫产时,用输液和升压药维持平卧孕妇的血压在麻醉前水平,与手术台(子宫)左倾15°比较,不会损害新生儿的酸碱平衡。

但以下几点需要注意:

(1) Higuchi等的研究除样本量小(10名孕妇)和孕妇较瘦(BMI 17.8—26.2 kg/m²)等不足外,即使我们接受其研究结果,仔细观察其研究数据可以看出,20%(2/10,病人1和5)的患者下腔静脉容积从仰卧到倾斜15°时增加了4~6倍。也就是说,15°的倾斜对有些患者来说,是可以缓解下腔静脉受压,使得静脉回流量增加4~6倍的。那么,临床上对母婴可能就是有益的。而且,在10名研究的患者中有2名患者有这样的改变,比例已经不低。

(2) Lee等的研究在提示用药物维持母亲血压而不用子宫左倾位也不会造成新生儿酸碱平衡紊乱的同时,也证实子宫左倾和平卧位比较有利于孕妇的心输出量和血压维持。尽管用去氧肾上腺素维持母亲收缩压,但在腰麻后15 min内,仰卧组的收缩压和心输出量仍然比子宫左倾组明显低,仰卧组心输出量平均降低近20%。研究中的一例患者在仰卧位3 min后出现头晕、气短和烦躁不安等症状。收缩压从基线的 122 mmHg 降至 75 mmHg；心率从基线时的 88 到 99 次/分增加到 123 次/分。将她的身体左倾 15°后，症状得到了缓解。倾斜 5 min 后，她的心输出量从仰卧位的 9 L/min 增加到 10.8 L/min。

（3）仰卧位低血压综合征在孕足月时的发生率约为 10%。但我们无法预知哪个孕妇会发生，而子宫左倾位是一个增进母婴安全简单、有效、经济的方法。

（4）平卧时即使主动脉受压不明显，上肢动脉血压正常，但平卧心输出量下降时子宫胎盘的灌注依然可能减少。Higuchi 等的研究也没有测量髂总动脉及远端分支（包括子宫动脉）容积是否会随体位改变而发生变化。

因此，在孕 20 周后，应将所有孕妇子宫移向左侧以减少对主动脉和下腔静脉的压迫，如在右臀下垫楔形垫子或者将床左倾。有时患者觉得右侧卧位舒适，或是有人愿意在产程早期走动，都是可以的。但是我们不主张让孕妇平卧时取仰卧位。

📖 参考文献

[1] CHESTNUT D H. Chestnut's obstetric anesthesia: principles and practice [M]. 6th ed. Philadelphia: Elsevier, 2020: 27.

[2] MAYA S. SURESH, B. SCOTT SEGAL, ROANNE L. PRESTON, et al.施耐德产科麻醉学[M].5 版.熊利泽，董海龙，路志红，译.北京：科学出版社,2018: 7.

[3] KINSELLA S M. Lateral tilt for pregnant women: why 15 degrees [J]? Anaesthesia, 2003,58: 835 - 836.

[4] HIGUCHI H, TAKAGI S, ZHANG K, et al. Effect of lateral tilt angle on the volume of the abdominal aorta and inferior vena cava in pregnant and nonpregnant women determined by magnetic resonance imaging [J]. Anesthesiology, 2015,122: 286 - 293.

[5] LEE A J, LANDAU R, MATTINGLY J L, et al. Left lateral table tilt for elective cesarean delivery under spinal anesthesia has no effect on neonatal acid-base status: A randomized controlled trial [J]. Anesthesiology, 2017, 127(2): 241 - 249.

[6] KINSELLA S M, LOHMANN G. Supine hypotensive syndrome [J]. Obstet Gynecol, 1994,83(5 Pt 1): 774 - 788.

32 椎管内分娩镇痛的阻滞平面应该在什么范围?

分娩疼痛主要来源于子宫和会阴的伤害性感受器,有内脏痛和躯体痛两种成分。内脏痛发生在第一产程的早期和第二产程,躯体痛发生在第一产程的后期和第二产程。

在第一产程疼痛来源于宫缩引起的子宫下段和宫颈的牵拉及扩张,疼痛由无髓的、小的"C"纤维(内脏传入神经)伴随交感神经进入第 10、第 11、第 12 胸椎和第 1 腰椎脊髓节段的轴索($T_{10} \sim L_1$),疼痛性质主要为弥漫性钝痛(内脏痛)。在第一产程末和第二产程中,疼痛主要来源于盆底、阴道、会阴的扩张,通过阴部神经的躯体神经纤维进入第 2～4 骶髓($S_{2 \sim 4}$)节段,疼痛性质为内脏痛和躯体痛。躯体疼痛通过精细的、有髓的、快速传播的"Aδ"纤维传播,所以,孕妇能够明确地感觉到阴道、直肠和会阴的刺痛。第三产程的疼痛来源与第二产程相似。

因此在第一产程前期阻滞平面应该至少达到 T_{10} 水平,而在第一产程后期和第二、第三产程阻滞平面应该覆盖 S_4 水平。另外,无髓的、小的"C"纤维比较容易阻滞,因而,第一产程镇痛比较容易,而大的、有髓的"Aδ"纤维较难阻滞,第二产程镇痛往往给麻醉科医师带来挑战。

📖 参考文献

[1] CHESTNUT D H. Chestnut's obstetric anesthesia: Principles and practice [M]. 6th ed. Philadelphia: Elsevier, 2020: 241.

[2] MAYA S. SURESH, B. SCOTT SEGAL, ROANNE L. PRESTON, et al.施耐德产科麻醉学[M].5 版.熊利泽,董海龙,路志红,译.北京:科学出版社,2018: 109.

[3] LABOR S, MAGUIRE S. The pain of labour [J]. Rev Pain, 2008,2(2): 15－19.

33 硬膜外分娩镇痛效果不好怎么办?

有时放置硬膜外镇痛导管时觉得没有问题,但给药后孕妇疼痛没有得到有效缓解,或是置管后镇痛效果很好,后来疼痛又突然加重。其实这是两种不同的情况:①因为置入硬膜外导管镇痛起效后体内儿茶酚胺水平降低,胎盘子宫血流改善与子宫平滑肌弛缓减弱,从而使宫缩更为有效,患者宫口突然扩张加快,也就是产程进展了,一般的药物剂量可能不够,需要加大初始剂量甚至药物浓度(当然,也要排除第二种情况的一些鉴别诊断);②随着产程进展,宫缩疼痛的性质有所改变(由内脏痛转为躯体痛),疼痛程度突然增加(爆发痛),患者可能需要更大容量或浓度的药物。镇痛效果不好时建议按以下步骤处理:

(1) 首先应该评估分娩的进展。

(2) 询问患者疼痛的性质,排除由于膀胱膨胀或子宫破裂等原因。

(3) 检查导管是否有移位或脱落。

(4) 如果没有,应检查镇痛平面。如果镇痛平面不到胸10(T_{10}),可追加局部麻醉药5~15 ml(镇痛泵内药液)低浓度局部麻醉药,并增加镇痛泵的背景输注量;如果镇痛平面在 T_{10} 或以上,则可以追加较高浓度的药物,并增加镇痛泵的背景输注量。也可在局部麻醉药里加入脂溶性阿片类药物,如50~100 μg 芬太尼,或 10~20 μg 舒芬太尼以加强镇痛效果。一般不建议使用 2%的利多卡因,以避免发生运动神经阻滞。

(5) 在检查镇痛平面时,注意不仅要查镇痛是否在 T_{10} 或以上水平,还要查 $S_{2\sim4}$ 是否有镇痛效果,因为在第一产程后期和第二产程,痛觉神经是由 $S_{2\sim4}$ 的躯体感觉神经传入。如果骶部镇痛不好,可以让孕妇坐起来慢慢加药,可能会改善骶部镇痛。

📖 参考文献

[1] AKERMAN N, DRESNER M. The management of breakthrough pain during labour [J]. CNS Drugs, 2009,23(8):669-679.

[2] CHESTNUT D H. Chestnut's obstetric anesthesia: Principles and practice [M]. 6th ed. Philadelphia: Elsevier, 2020:502-503.

[3] CONNELLY N R, PARKE R K, VALLURUPALLI V, et al. Comparison of epidural fentanyl versus epidural sufentanil for analgesia in ambulatory patients in early labor [J]. Anesth Analg, 2000,91(2):374-378.

(34) **硬膜外分娩镇痛时爆发痛的危险因素有哪些?**

一项包括 1 963 名接受硬膜外分娩镇痛的前瞻性观察研究发现,12% 的孕妇经历过 3 次以上反复发作的爆发痛。他们用的硬膜外药液是 0.04% 布比卡因 + 1.67 mg/ml 芬太尼;初始剂量为 15 ml 硬膜外推注,之后 15 ml/h 持续输注;腰硬联合阻滞时,蛛网膜下腔注入 2 mg 布比卡因 + 12.5 mg 芬太尼,之后立即开始硬膜外持续注射(15 ml/h)。虽然在药物配伍和持续用药量不同的情况下不同人群的危险因素可能不同,但是他们发现硬膜外分娩镇痛时爆发痛的患者危险因素包括:初产妇、巨大儿和产程早期要求硬膜外分娩镇痛的孕妇。另外,他们发现,与腰硬联合比较,使用单纯硬膜外镇痛的患者经历 3 次以上爆发痛发作的人数明显增多。所以建议对以上的高危人群使用腰硬联合分娩镇痛。

📖 **参考文献**

[1] HESS P E, PRATT S D, LUCAS T P, et al. Predictors of breakthrough pain during labor epidural analgesia [J]. Anesth Analg, 2001,93(2): 414-418.

(35) **硬膜外分娩镇痛一侧阻滞不全或局部阻滞不全怎么办?**

硬膜外腔不是一个空腔,里面有血管、脂肪、结缔组织等,有时可能形成小隔,使导管放置时偏向一侧,从而出现单侧阻滞或局部阻滞不全。遇到这个问题时,可以将硬膜外导管拉出 0.5～1 cm,然后让孕妇侧卧(镇痛欠缺的一侧朝下),再加 5～15 ml 低浓度局部麻醉药(如镇痛泵内药液),并酌情增加镇痛泵的背景输注量,一般可以改善镇痛。如果按上述方法处理后,镇痛效果没有改善,可以追加较高浓度的药物,也可在局部麻醉药里加入脂溶性阿片类药物,以加强镇痛效果。如果还是没有改善,可能的原因是导管进入了硬膜前间隙(图 3-2)或椎旁间隙,需要重新置管。

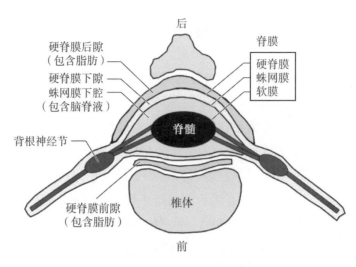

图 3 2 椎间隙解剖示意图

📖 **参考文献**

[1] AKERMAN N, DRESNER M. The management of breakthrough pain during labour [J]. CNS Drugs, 2009,23(8): 669 - 679.

[2] CHESTNUT D H. Chestnut's obstetric anesthesia: Principles and practice [M]. 6th ed. Philadelphia: Elsevier, 2020: 502 - 503.

36 硬膜外分娩镇痛给药后区域疼痛不缓解，且孕妇出现视物模糊、呼吸困难怎么办？

通过硬膜外导管给药后出现镇痛效果不佳，并且出现视物模糊、呼吸困难等表现，可能是由于药物进入了硬膜下间隙从而造成了高位阻滞。

硬膜下隙是指硬脊膜和蛛网膜之间的一个潜在间隙。有时候硬膜外操作非常顺利，看起来没有问题，但硬膜外导管可能进入了硬膜下间隙（文献报道硬膜下置管的发生率为 0.8% ～ 10%）。硬膜下阻滞的起效时间介于硬膜外和蛛网膜下腔阻滞之间，阻滞特点为斑片样阻滞、单侧阻滞或缺乏骶部阻滞而镇痛效果不好。另一个特点是，与硬膜外间隙不同，硬膜下隙通向颅内,因而常出现意想不到的高位阻滞和中枢神经系统症状,如霍纳综合征、呼吸困难、意识丧失以及可能出现视物模糊等。此时,应该对症治疗、给予呼吸循环支持。待症状缓解、病情稳定后将导管拔除,在向患者解释并取得其同意后重新穿刺置管。

📖 **参考文献**

[1] COLLIER C B. Accidental subdural block：four more cases and a radiographic review [J]. Anaesth Intensive Care, 1992,20：215 - 232.

[2] CHESTNUT D H. Chestnut's obstetric anesthesia：Principles and practice [M]. 6th ed. Philadelphia：Elsevier, 2020：502 - 503.

37　待产过程中出现耻骨分裂痛或腰背部疼痛应该如何处理?

如果孕妇因为胎儿处于枕后位而感到背部疼痛,可以给较大容量(10～15 ml 或更多)的低浓度局部麻醉药以达到更广的镇痛范围;如果给予大容量镇痛药后仍然无效,可以给浓度较高的局部麻醉药,如 0.125%～0.25%布比卡因。本书作者之一(赵培山)的经验是将 2%利多卡因＋0.25%布比卡因各 5 ml 混合,给 5～6 ml 这种混合药液,效果也很好(两种局部麻醉药是否有协同作用有待研究),避免了高浓度局部麻醉药带来的运动阻滞不良反应。孕妇坐位加药也对缓解骶部和腰部疼痛有帮助。还有报道,硬膜外注射阿片类药物(50～100 μg 芬太尼)或可乐定(75 μg)也非常有效。

📖 **参考文献**

[1] CHESTNUT D H. Chestnut's obstetric anesthesia：Principles and practice [M]. 6th ed. Philadelphia：Elsevier, 2020：502 - 503.

[2] AKERMAN N, DRESNER M. The management of breakthrough pain during labour [J]. CNS Drugs. 2009,23(8)：669 - 679.

[3] BROSNAN R J, FUKUSHIMA F B, PHAM T L. Anesthetic synergy between two n-alkanes [J]. Vet Anaesth Analg, 2017,44(3)：577 - 588.

38 双管硬膜外阻滞是否适用于分娩镇痛?

产程不同时期的疼痛机制不同,第一产程早期的疼痛主要来自子宫收缩、宫颈和子宫下段的扩张形成的内脏痛,由无髓鞘的 C 纤维传导,伴随交感神经传入 $T_{10} \sim L_1$ 脊髓节段。而第一产程后期及第二产程的疼痛是因为胎儿下降,使阴道及会阴部扩张和牵拉造成的躯体痛,由有髓鞘的 $A\delta$ 纤维传导,通过阴部神经传入 $S_{2\sim4}$ 脊髓节段。因为 $A\delta$ 纤维比较粗大,并且骶部神经 S_1 和 S_3 的疼痛阈值显著低于 L_2,所以传导躯体痛的骶丛相对难以阻滞,在第一产程后期和第二产程中,孕妇常出现爆发痛。为此,有研究使用上下放置的硬膜外双导管,根据产程进行分段阻滞以改善镇痛效果。

李井柱等采用经 $T_{12} \sim L_1$ 穿刺向头端置入硬膜外导管,$L_5 \sim S_1$ 穿刺向尾端置入硬膜外导管的方法进行分段阻滞,该研究证实:与单管比较,双管分段阻滞可以明显减轻第二产程的疼痛,同时有效抑制了分娩时应激激素(血清皮质醇与血管紧张素 II)的释放。Arakawa 通过反复电刺激研究显示,与非妊娠妇女比较,妊娠期间局部麻醉药更易向头侧扩散,向骶侧扩散的能力则与非妊娠妇女一样。然而,有关文献和作者在塔夫茨医学中心的临床实践都证实,在单管镇痛时可以让孕妇坐起后给予大容量的药液(如20 ml 或更多)来解决这个扩散不足的问题。单管镇痛避免了多次穿刺给孕妇带来的痛苦和可能的并发症。目前,文献中尚没有证据支持常规使用硬膜外双管分娩镇痛。

关于双管镇痛是否有益于枕后位或枕横位等特殊孕妇,还有待于进一步研究。

📖 参考文献

[1] ARAKAWA M. Does pregnancy increase the efficacy of lumbar epidural anesthesia [J]? Int J Obstet Anesth,2004,13(2):86-90.

[2] 李井柱,王明山,纪向虹,等.双管硬膜外阻滞在产妇分娩镇痛中的有效性及其对分娩结局的影响[J].中华妇产科杂志,2010,45(11):819-824.

［3］李井柱,王玲,李晓征,等.活跃期停滞枕后位或枕横位产妇的分娩结局及母儿并发症的影响[J].中华妇产科杂志,2020,55(7)：457－464

［4］AKERMAN N, DRESNER M. The management of breakthrough pain during labour [J]. CNS Drugs, 2009,23(8)：669－679.

39　如何做"行走式"硬膜外分娩镇痛?

"行走式"(walking or mobile)分娩镇痛是有争议的。它初始于 20 世纪 90 年代初,提出者使用低剂量阿片类药物行蛛网膜下腔注射＋低浓度局部麻醉药硬膜外持续注射的腰硬联合方法,孕妇能够在整个产程中行走。但是美国大部分医院不使用"行走式"分娩镇痛,可能与麻醉界关于"行走是否能够改善分娩临床结局"的研究很少有阳性结果有关。有趣的是,在护理和助产学杂志发表的研究表明,第一产程中直立姿势可以减轻疼痛、更好地收缩子宫和缩短产程,第二产程中只要不是"截石位"就有助于阴道分娩。最近有研究表明"行走式"患者自控硬膜外镇痛的孕妇能够自行排尿,减少导尿的需要,孕妇满意度也提高。

在"行走式"硬膜外分娩镇痛局部麻醉药物选择时,半数有效量(50% effective dose, ED_{50})和相对运动神经阻滞的效能比可作为参考,选用运动神经阻滞较弱的局部麻醉药。研究证明布比卡因的 ED_{50} 为 3.44 mg,左旋布比卡因的 ED_{50} 为 4.83 mg,罗哌卡因的 ED_{50} 为 5.79 mg。相对的运动神经阻断效能比罗哌卡因/布比卡因为 0.59,罗哌卡因/左旋布比卡因为 0.83,左旋布比卡因/布比卡因为 0.71。

国内多使用罗哌卡因,其心血管毒性和运动神经阻滞比美国常用的布比卡因要小。许多医院喜欢"行走式"分娩镇痛,我们觉得无可非议。但是,不管使用什么浓度的局部麻醉药,患者安全第一。患者行走前一定要做到以下几点:

(1) 胎心检测以确保胎儿正常。

(2) 孕妇血压、脉搏检查以确保没有直立性低血压。

(3) 孕妇下肢肌力和平衡功能检查以确保没有减退。

（4）行走时一直要有护士或助产士陪伴，而不是家属陪伴。医护人员对院内的患者负有全责。

📖 **参考文献**

［1］ROANNE PRESTON R. Walking epidurals for labour analgesia：do they benefit anyone［J］? Can J Anesth，2010，57（2）：103 - 106.

［2］CAMORCIA M，CAPOGNA G，BERRITTA C，et al. The relative potencies for motor block after intrathecal ropivacaine，levobupivacaine，and bupivacaine［J］. Anesth Analg，2007，104（4）：904 - 907.

40 椎管内分娩镇痛失败率是多少?

1937 年 Soresi 首次描述腰硬联合技术，用针将局部麻醉药打进蛛网膜下腔和硬膜外腔。最先使用硬膜外导管做腰硬联合阻滞的是 Curelaru。最近 20 年腰硬联合在分娩镇痛中逐渐流行起来，但麻醉界对这项技术褒贬不一。在 21 世纪之交时，哈佛大学布莱根妇女医院（Brigham and Women's Hospital）和北卡罗来纳维克森林大学医学中心（Wake Forest University medical center）的研究表明，硬膜外分娩镇痛失败率分别为 13% 和 6.8%。2016 年纽约哥伦比亚大学麻醉系 Groden 等发表了他们从 2012 年 10 月至 2014 年 9 月收集的腰硬联合和单纯硬膜外分娩镇痛失败的数据。失败的定义为在确认导管放置正确后又因为以下原因重新置管：血管内置管、单侧镇痛或孕妇感觉镇痛不良。两年中他们做了 3 980 例腰硬联合（起始药物为蛛网膜下腔注射 0.25% 等比重布比卡因 1 ml + 10～15 μg 芬太尼）、1 507 例单纯硬膜外（共 5 487 例）分娩镇痛。硬膜外分娩镇痛起始药物为 0.125% 等比重布比卡因 4～6 ml，或 1.5% 的利多卡因（含 1：200 000 的肾上腺素）5 ml + 50～100 μg 芬太尼。之后采用患者自控硬膜外镇痛（PCEA），镇痛药物为 0.062 5% 布比卡因 + 2 μg/ml 芬太尼，镇痛泵参数设置：连续输注 12 ml/h，PCEA 剂量 5 ml，锁定时间 6 min，极限剂量 32 ml/h。85 例腰硬联合（2.1%）和 59 例硬膜外（3.9%）需要重新置管（$P<0.001$）。在腰硬联合阻滞和硬膜外组，硬膜外导管更换时间的均数分别为 512 ± 422 min、354 ±

300 min（$P = 0.02$），中位数分别为 281 min［四分位间距（interquartile range，IQR）186～767 min］、398 min（IQR 131～578 min，$P<0.0001$）。所以，根据这个单中心的研究结果，腰硬联合的失败率（2.1%）比单纯硬膜外（3.9%）要低。这个失败率也远低于之前的报道，可能是由于 Groden 研究中 CSE 的使用（73%）比之前研究中报告的（7.2% 和 38%）多。腰穿针中 CSF 的存在可以确认硬膜外针的正确放置，因此成功率更高。

参考文献

[1] SORESI AL. Episubdural Anesthesia［J］. Anesth Analg, 1937, 16: 306 - 310.

[2] PAN P H, BOGARD T D, OWEN M D. Incidence and characteristics of failures in obstetric neuraxial analgesia and anesthesia: a retrospective analysis of 19, 259 deliveries［J］. Int J Obstet Anesth, 2004, 13: 227 - 233.

[3] EAPPEN S, BLINN A, SEGAL S. Incidence of epidural catheter replacement in parturients: a retrospective chart review［J］. Int J Obstet Anesth, 1998, 7: 220 - 225.

[4] GRODEN J, GONZALEZ-FIOL A, AARONSON J, et al. Catheter failure rates and time course with epidural versus combined spinal-epidural analgesia in labor［J］. Int J Obstet Anesth, 2016, 26: 4 - 7.

[5] CURELARU, I. Long Duration Subarachnoid Anesthesia with Continuous Epidural Block［J］. Prakt Anasth, 1979, 14: 71 - 78.

41　椎管内分娩镇痛优选单纯硬膜外阻滞还是腰硬联合阻滞?

腰硬联合阻滞具有腰麻和硬膜外阻滞的双重优势，与单纯硬膜外比较，腰硬联合起效迅速，特别是对骶部神经阻滞较快。所以对于经产妇、产程进展较快的初产妇和要求分娩镇痛较晚（第一产程末期）的孕妇，腰硬联合阻滞更具优势。根据 2020 年版的《Chestnut 产科麻醉学理论与实践》，与硬膜外阻滞相比，腰硬联合用药少，母体、胎儿和新生儿的麻醉药血浆浓度更低，孕妇局部麻醉药全身中毒的危险更小。腰硬联合的其他好处还有：感觉阻滞更完全、运动阻滞小、孕妇行走能力更强、镇痛失败率较低等，有些医院常规使用腰硬联合分娩镇痛。但是,有些"好处"并没有得到文献支持。2012年发表的 Cochrane 综述对传统(≥0.25%布比卡因)和低浓度(<0.25%布比卡因)硬膜外镇痛与腰硬联合分别进行了比较:与传统硬膜外比较,腰硬联合确实是起效快、需要补救镇痛少、器械助产少和尿潴留少。一项小样本研究提示腰硬联合组的脐静脉血 pH 值比传统硬膜外组的略低(表 3-2)。但在其他临床结局上,比如可行走的孕妇数、硬膜穿破后发生头痛、瘙痒、恶心和呕吐、低血压或剖宫产率没有区别。此外,新生儿结局、脐动脉血 pH 值、5 min 时的 Apgar 评分小于 7 分或 8 分的比例以及转入新生儿监护室的人数均无显著差异。

表 3-2 高浓度硬膜外与腰硬联合的不同

	腰硬联合	硬膜外	相差比率
起效	快	慢	3 min
需要额外加药	少	多	0.31:1
尿潴留	少	多	0.86:1
器械助产	少	多	0.81:1
脐静脉 pH 值	稍低		-0.03

与现在使用的低浓度硬膜外比较,腰硬联合保持了起效快的特点(表 3-3),但孕妇发生瘙痒的人数也多。但是,与传统硬膜外比较时尿潴留、分娩方式和补救镇痛方面的优势,在与低浓度硬膜外比较时没有显示,其他母婴临床结局二者也没有区别。

表 3-3 低浓度硬膜外与腰硬联合的不同

	腰硬联合	硬膜外	相差比率
起效	快	慢	5 min
瘙痒	多	少	1.8:1
需要额外加药	一样	一样	一样
尿潴留	一样	一样	一样
分娩方式	一样	一样	一样

根据现有证据,Cochrane 综述结论:没有理由说腰硬联合比单纯硬膜外镇痛更好。虽然其起效快,但发生瘙痒的患者也多,而孕妇满意度和其他母婴临床结局没有区别。我们认为,对在剧烈疼痛中煎熬的孕妇来说,镇痛

起效快是很重要的。如果蛛网膜下腔只给局部麻醉药或减少阿片类药物用量,虽然镇痛时间可能较短,需要尽早启动硬膜外镇痛,但可能减少瘙痒的不良反应(这点还有待进一步研究证实)。关于腰硬联合是否掩盖了硬膜外镇痛的起效效果,一直是人们担心的问题,而最近的回顾性研究提示,腰硬联合不会影响效果欠佳的硬膜外镇痛的识别。而且腰硬联合镇痛的失败率也比单纯硬膜外镇痛的要小。今后,随着更多的研究,腰硬联合的优势可能会不断被发现。

📖 参考文献

[1] SIMMONS S W, TAGHIZADEH N, DENNIS A T, et al. Combined spinal-epidural versus epidural analgesia in labour [J]. Cochrane Database Syst Rev, 2012,10(10): CD003401.

[2] BOOTH J M, PAN J C, ROSS V H, et al. Combined spinal epidural technique for labor analgesia does not delay recognition of epidural catheter failures: a single-center retrospective cohort survival analysis [J]. Anesthesiology, 2016,125(3): 516 - 524.

[3] GRODEN J, GONZALEZ-FIOL A, AARONSON J, et al. Catheter failure rates and time course with epidural versus combined spinal-epidural analgesia in labor [J]. Int J Obstet Anesth, 2016,26: 4 - 7.

[4] CHESTNUT D H. Chestnut's obstetric anesthesia: Principles and practice [M]. 6th ed. Philadelphia: Elsevier, 2020: 476 - 478.

[5] WONG C A, SCAVONE B M, LOFFREDI M, et al. The dose-response of intrathecal sufentanil added to bupivacaine for labor analgesia [J]. Anesthesiology, 2000,92(6): 1553 - 1558.

[6] WONG C A, SCAVONE B M, SLAVENAS J P, et al. Efficacy and side effect profile of varying doses of intrathecal fentanyl added to bupivacaine for labor analgesia [J]. Int J Obstet Anesth, 2004,13(1): 19 - 24.

42 如果使用腰硬联合阻滞,蛛网膜下腔给药如何选择?

蛛网膜下腔镇痛的起效速度比硬膜外快,大多数孕妇在 10 min 内能达到有效镇痛,因为分娩早期疼痛主要来源于内脏痛,蛛网膜下腔单独注射阿片类药物在分娩早期能产生完全镇痛。

蛛网膜下腔注射不含阿片类药物的局部麻醉药并不常用。因为低剂量的局部麻醉药蛛网膜下腔注射要么不能保证给每个孕妇提供满意的镇痛效果，要么持续时间较短，而使用高剂量的局部麻醉药则常伴随显著的运动阻滞。当需要骶部阻滞以达到完全镇痛，比如在第一产程活跃期或第二产程才开始镇痛的时候，常在蛛网膜下腔使用一种脂溶性阿片类药物联合一种局部麻醉药。研究显示，在与 2.5 mg 布比卡因合用时，最佳剂量的芬太尼为 15 μg，舒芬太尼为 2.5 μg。与硬膜外注射局部麻醉药联合阿片类药物类似，在蛛网膜下腔使用局部麻醉药联合阿片类药物可以产生更好的镇痛质量、更长的持续时间，与单独应用相比，可以降低两种药物的剂量及其不良反应。

📖 参考文献

［1］ SIMMONS S W, TAGHIZADEH N, DENNIS A T, et al. Combined spinal-epidural versus epidural analgesia in labour ［J］. Cochrane Database Syst Rev, 2012,10(10)：CD003401.

［2］ CAMPBELL D C, CAMANN W R, DATTA S. The addition of bupivacaine to intrathecal sufentanil for labor analgesia ［J］. Anesth Analg 1995,81(2)：305－309.

［3］ WONG C A, SCAVONE B M, LOFFREDI M, et al. The dose-response of intrathecal sufentanil added to bupivacaine for labor analgesia ［J］. Anesthesiology, 2000,92(6)：1553－1558.

［4］ WONG C A, SCAVONE B M, SLAVENAS J P, et al. Efficacy and side effect profile of varying doses of intrathecal fentanyl added to bupivacaine for labor analgesia ［J］. Int J Obstet Anesth, 2004,13(1)：19－24.

［5］ CHESTNUT D H. Chestnut's obstetric anesthesia：Principles and practice ［M］. 6th ed. Philadelphia：Elsevier, 2020：487.

㊸ 单纯硬膜外镇痛与硬脊膜穿破的硬膜外镇痛哪个方法效果好？

硬脊膜穿破的硬膜外镇痛（dural puncture epidural，DPE）是指在硬膜外穿刺成功之后，暂不置管，先将腰麻针刺破硬脊膜和蛛网膜后退出，但并不在蛛网膜下腔给药，之后留置硬膜外导管，按照硬膜外阻滞给药的一种镇痛方式。DPE 的理论依据是高容量的镇痛药物在硬膜外腔顺压力梯度经过穿刺孔进入蛛网膜下腔,因而增强了镇痛效果。

有关 DPE 是否能缩短起效时间和增强镇痛效果,文献报道有不同的结果。Chau 等的研究证实与单纯硬膜外比较,虽然起效时间相同,但 DPE 能更好地阻滞骶部和更少的额外追加给药,这对第一产程末期和第二产程镇痛非常有利。影响 DPE 效果的因素包括硬脊膜穿刺孔的大小,硬膜外用药的种类、浓度、容量,以及硬脊膜穿刺孔与硬膜外注药点的距离,药物与硬脊膜的接触面积等。

Wilson 的研究显示,DPE 的起效较快,但镇痛效果与单纯硬膜外没有区别,孕妇的瘙痒、呕吐、低血压、最高阻滞平面、硬脊膜穿破后头痛的发生率和中转剖宫产率与单纯硬膜外相比较没有差异。胎儿的临床结局目前未见负面报道。作为一项新的技术,硬膜穿破的硬膜外镇痛也许比传统的硬膜外镇痛有很多好处,但是需要更多的研究予以证实。

参考文献

[1] 宋玉洁,徐振东,刘志强.硬脊膜穿破硬膜外阻滞技术在分娩镇痛中的研究进展[J].国际麻醉学与复苏杂志,2019,40(2):171-174.

[2] GUNAYDIN B, EREL S. How neuraxial labor analgesia differs by approach:dural puncture epidural as a novel option [J]. J Anesth, 2019,33 (1):125-130.

[3] CHAU A, BIBBO C, HUANG C C, et al. Dural puncture epidural technique improves labor analgesia quality with fewer side effects compared with epidural and combined spinal epidural techniques: A randomized clinical trial [J]. Anesth Analg, 2017,124(2):560-569.

[4] 劳建新,宋新荣,张永福.硬膜穿孔后硬膜外枕头在分娩镇痛中的应用[J].临床麻醉学杂志,2012,28(5):448-450.

[5] SONG Y J, DU W J, ZHOU S Q, et al. Effect of dural puncture epidural technique combined with programmed intermittent epidural bolus on labor analgesia onset and maintenance: a randomized controlled trial [J]. Anesth Analg, 2021,132(4):971-978.

[6] WILSON S H, WOLF B J, BINGHAM K, et al. Labor analgesia onset with dural puncture epidural versus traditional epidural using a 26-gauge whitacre needle and 0.125% bupivacaine bolus: a randomized clinical trial [J]. Anesth Analg, 2018,126(2):545-551.

44 硬膜外镇痛药中为什么加阿片类药物?

疼痛感知包括一系列复杂的伤害性刺激的传递,外周感觉神经受刺激后将信号传导至脊髓,并经突触传递到中枢神经系统的其他位置。椎管内应用阿片类药物可以通过脊髓内存在的疼痛调节和缓解系统发挥药理学作用(图3-3)。

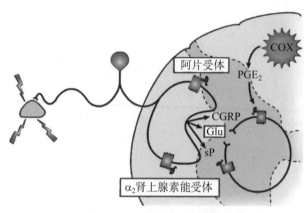

图3-3 脊髓的疼痛传导

所有阿片类药物都通过与G蛋白耦联的阿片受体结合产生镇痛作用。阿片受体激活后抑制腺苷酸环化酶和电压门控钙通道,进而抑制兴奋性传入神经递质如谷氨酸盐、P物质和其他速激肽的释放,阻断伤害性刺激的上行传递。早期研究证明,将吗啡注入脊髓背角,可选择性抑制伤害性刺激,但不影响运动功能、交感神经张力或本体感觉。

硬膜外注射的阿片类药物通过扩散作用穿过硬脊膜和蛛网膜到达脊髓,再穿过软脊膜进入脊髓表面,然后通过白质到达灰质的脊髓背角。其起效时间、作用强度、持续时间以及不良反应等取决于可被激活的阿片受体类型以及药物的理化性质如脂溶性、相对分子质量、解离常数、蛋白结合率等,分娩镇痛早期常用的吗啡因起效慢、不良反应多、镇痛效能差异大,目前已被芬太尼(脂溶性高600倍,即起效快)和舒芬太尼等药物取代。

椎管内应用阿片类药物可以与局部麻醉药产生协同作用,降低局部麻醉药总剂量及其毒副作用如运动阻滞等,患者满意度更好。

谷氨酸(Glu)、P物质、降钙素基因相关肽(CGRP)等的释放可以直接起到兴奋性传递的作用;附近的神经胶质细胞内的酶类如环氧合酶(COX)被激活后能够促进前列腺素包括前列腺素E_2(PGE_2)的合成,从而间接发挥兴奋性传递的作用。抑制性机制主要透过突触前的受体实现,其中,μ-阿片受体和α_2肾上腺素能受体是最常见的(或至少是研究最多的)

📖 **参考文献**

[1] YAKSH T L. Spinal opiate analgesia: characteristics and principles of action [J]. Pain, 1981,11(3): 293-346.
[2] CHESTNUT D H. Chestnut's obstetric anesthesia: Principles and practice [M]. 6th ed. Philadelphia: Elsevier, 2020: 286-297.

㊺ 硬膜外间断给药、持续给药、脉冲式给药的优缺点各是什么?

在引入输注泵之前,常规的硬膜外镇痛管理方法是当镇痛开始减弱时,间歇地给予大剂量局部麻醉药来维持。当患者出现疼痛时,麻醉科医师评估疼痛部位及程度、产程进展、阻滞平面等,然后根据情况追加8~12 ml局部麻醉药加减阿片类药物。多次注射局部麻醉药后可出现镇痛范围和效果的改变,如骶部阻滞和(或)明显的运动阻滞。其最突出的缺点:镇痛是不连续的,患者必须通知医护人员告知再次感到不舒服,并要求额外的镇痛,这不可避免地导致了镇痛的延迟和非全程镇痛。

持续硬膜外注射(continuous epidural infusion,CEI)克服了上述缺点,其优点包括维持稳定的镇痛水平和减少局部麻醉药的频繁使用,而且减少了麻醉科医师的工作量。理论上,维持恒定的镇痛水平可以促进母体血流动力学的稳定,改善胎儿和新生儿的预后。随机试验表明,与间断注射布比卡因维持镇痛相比,使用连续输注的孕妇追加给药的次数减少,即更少的爆发痛发作。持续输注技术延长了2次追加给药的时间间隔,提高了患者的满意度。

患者自控硬膜外镇痛（parturient-controlled epidural analgesia，PCEA）的优点包括局部麻醉药用量减少；运动阻滞减轻；由于孕妇参与自己给药，自主缓解疼痛的程度提高，镇痛效果更佳，满意度提高；同时降低了麻醉科医师的工作量。PCEA 可以联合或不联合 CEI，联合 CEI 可以提高镇痛效果并减少干预需求从而达到更稳定的镇痛水平。

程控间歇性硬膜外脉冲注射（programmed intermittent epidural bolus，PIEB），近期有研究比较了 PIEB 和 PCEA±CEI 的给药方式的效果，发现在高压下给予大容量的药物（即 PIEB）可以使得药物在硬膜外的分布更均匀，减少补救用药次数，规律间歇的硬膜外注射可减少用药剂量。总体来说，与CEI 或 PCEA 相比，PIEB 可以降低局部麻醉药的用量、减少爆发痛、提高患者满意度。该项技术的最佳注射剂量组合、注射间隔以及药物浓度还有待进一步研究，表 3-4 为可参照的设置。

表 3-4　参数设置及药物配方

PIEB 参数设置示例		药物配方示例	
从给予负荷剂量到启动 PIEB 的时间间隔	15～45 min	布比卡因	0.05%～0.125%
PIEB 单次给药剂量	5～10 ml	罗哌卡因	0.08%～0.2%
PIEB 给药间隔	30～60 min	左旋布比卡因	0.05%～0.125%
PCEA 剂量	5～10 ml	芬太尼	1.5～3 μg/ml
PCEA 锁定时间	10～15 min	舒芬太尼	0.2～0.4 μg/ml

注：药物配方为一种局部麻醉药复合一种阿片类药物。

📖 参考文献

[1] HUSSAIN N, LAGNESE C M, HAYES B, et al. Comparative analgesic efficacy and safety of intermittent local anaesthetic epidural bolus for labour: A systematic review and meta-analysis [J]. Br J Anaesth, 2020,125(4): 560-579.

[2] XU J, ZHOU J, XIAO H, et al. A systematic review and meta-analysis comparing programmed intermittent bolus and continuous infusion as the background infusion for parturient-controlled epidural analgesia [J]. Sci Rep, 2019,9(1): 2583.

[3] CHESTNUT D H. Chestnut's obstetric anesthesia: Principles and practice

[M]. 6th ed. Philadelphia：Elsevier，2020：490 - 494.

46 椎管内分娩镇痛禁忌时可使用其他哪些镇痛方法？

如果孕妇合并有椎管内分娩镇痛的禁忌证，我们可以使用一些其他的方法减轻分娩期间的疼痛和不适，这些方法可以分为药物镇痛和非药物镇痛两大类。

药物镇痛包括非胃肠道给予阿片类药物或使用吸入性药物。阿片类药物可以通过皮下注射、肌内注射、静脉注射等方式间断给药，也可以通过患者静脉自控镇痛（patient-controlled intravenous analgesia，PCIA）方式给予，母体对药物的摄取和药物通过胎盘进入胎儿体内的情况都会受到给药途径、剂量和时间的影响，因此镇痛起效的时间、镇痛的效果和镇痛时长等都有很大的不同。此外，还要注意阿片类药物的不良反应，如恶心、呕吐、胃排空延迟、感觉不适、困倦、换气不足、呼吸抑制和可能的新生儿不良反应等。吸入性镇痛药物包括一氧化二氮（笑气）和安氟醚、异氟醚、七氟醚、地氟醚等挥发性卤代类麻醉药，其中笑气是产科使用最普遍的吸入性镇痛药，其他麻醉气体已极少应用。为达到最佳镇痛效果，需要孕妇在预计下一次宫缩开始时吸入。此外，使用吸入镇痛药往往需要特定的呼吸设备和气体回收设备，以使孕妇能够吸入恰当浓度的药物，同时防止药物泄露到周围空气中造成环境污染。

非药物镇痛技术范围很广，从所有孕妇都能获得的只需要少量的专业器械和培训的技术，如情感支持、音乐疗法、接触和按摩、冷热温度疗法、水疗、直立体位等，到专业机构提供的人员和器械培训如生物反馈、皮下注射、经皮电神经刺激、针灸术、催眠术等文献中都有报道。一些生育理念在某些国家比较受欢迎。例如，拉美兹（Lamaze）理念，它是在 20 世纪 60 年代由法国产科医生拉美兹建立的一项"心理预防"技术，最开始利用呼吸和放松技术来使孕妇体验"无痛分娩"，逐渐发展为妊娠、生产和育婴的整体理念，也是美国最早被肯定的生育理念。这些非药物镇痛方法的不足是镇痛效果不确切,甚至不能缓解疼痛,但它们具有一些无形的、精密的科学方法无法表述的优势,如促进与专业人士和生育支持者的情感联系,孕妇会认为这些陪伴和精神上的支持是她们分娩期间不可分割的重要部分。

有时,看到孕妇选择了非药物的"镇痛"效果不好,麻醉科的镇痛专家觉得很不舒服,这是一个现实中的挑战。受不同理念的影响,有些孕妇更愿意自己选择分娩镇痛的方式。作为麻醉科医师,我们不仅要为孕妇提供安全、有效的椎管内镇痛技术,也应该尊重孕妇的信念和价值观,这是以患者为中心的照护理念和模式中的一部分。同时,麻醉科医师应该积极参与孕妇产前教育,让孕妇得到有关椎管内分娩镇痛的正确信息,使她们觉得麻醉科医师是照护她们分娩过程中不可缺少的一员。

📖 参考文献

[1] THOMSON G, FEELEY C, MORAN V H, et al. Women's experiences of pharmacological and non-pharmacological pain relief methods for labour and childbirth: a qualitative systematic review [J]. Reprod Health, 2019, 16 (1): 71.

[2] SIMKIN P P, O'HARA M. Nonpharmacologic relief of pain during labor: systematic reviews of five methods [J]. Am J Obstet Gynecol, 2002, 186 (5 Suppl Nature): S131 - S159.

[3] LIU Y, LI T T, GUO N F, et al. Women's experience and satisfaction with midwife-led maternity care: a cross-sectional survey in China [J]. BMC Pregnancy Childbirth, 2021, 21 (1): 151.

[4] ANIM-SOMUAH M, SMYTH R, HOWELL C. Epidural versus non-epidural or no analgesia in labour [J]. Cochrane Database Syst Rev, 2005 (4): CD000331.

[5] SMITH C A, COLLINS C T, CYNA A M, et al. Complementary and alternative therapies for pain management in labour [J]. Cochrane Database Syst Rev, 2006 (4): CD003521.

[6] MAYA S. SURESH, B. SCOTT SEGAL, ROANNE L. PRESTON, et al. 施耐德产科麻醉学 [M]. 熊利泽,董海龙,路志红,译. 5 版. 北京:科学出版社, 2018: 75 - 84

[7] CHESTNUT D H. Chesnut's obstetric anesthesia: Principles and practice [M]. 6th ed. Philadelphia: Elsevier, 2020: 444 - 472.

47 笑气镇痛的优缺点有哪些?

笑气(N_2O)是英国科学家约瑟夫·普里斯特利(Joseph Priestley)在1772年发现的,它没有气味,对气道无刺激性,在体内几乎无代谢。1881年笑气首次被用于分娩镇痛,在20世纪早期应用较多,但后来因为设备安全问题,以及硬膜外分娩镇痛的推广,逐渐退出。随着仪器设备安全性能的改进,吸入笑气镇痛又重新回到产科。目前,笑气是世界上使用最普遍的吸入性产科镇痛药。据报道,至2018年,美国有500多家分娩中心和医院使用笑气分娩镇痛。

1)笑气镇痛的优点

(1)无创设备、使用方便。

(2)快速起效和消退(血气溶解度低),吸入后60 s内脑浓度达到峰值。停用后5 min内作用消失。为了达到最佳的镇痛效果,理想的方式是在预期下一次收缩时开始吸入。但宫缩并不总是可预测的,所以应该鼓励孕妇在宫缩一开始即吸入笑气-氧气混合气体,直到宫缩结束。

(3)孕妇自控感强、满意度高。这里需要指出,患者满意度不单单取决于镇痛效果,患者心理、身体(能自控的)感受,对分娩镇痛效果的期望值,医护人员的态度等也是决定患者满意度的因素。

(4)孕妇血压、脉搏、呼吸稳定。

(5)笑气对子宫胎盘血流和宫缩几乎没有影响。

(6)对新生儿的毒副作用目前没有报道。笑气可以快速通过胎盘屏障,15 min内胎母浓度比为0.8。Likis等分析了29项脐带血的血气分析和Apgar评分等胎儿或新生儿结局的研究,发现分娩期间接受笑气的母亲与未接受的母亲之间没有显著差异。即使在分娩前即刻使用,也没有证据表明笑气会导致新生儿呼吸抑制或神经行为评分改变。新生儿通过呼吸迅速消除笑气,半衰期不足3 min。

2)笑气镇痛的缺点

(1)镇痛效果弱,不如硬膜外镇痛。临床上有40%~60%使用笑气的孕妇改为硬膜外镇痛。

（2）孕妇自己使用，在出现眩晕时难以继续拿稳面罩，长时间分娩也容易疲劳。

（3）恶心、呕吐和头晕是最常见的不良反应，Likis 等的系统分析报道，使用笑气的孕妇出现上述不良反应的比率分别高达 45%、13% 和 23%。

（4）必须要有一个合适的装置控制吸入笑气的浓度，避免意外给予高浓度的笑气、低浓度的氧气，同时采用单向带活瓣的面罩来吸入药物以减少外溢，但即使这样也不能完全避免废气对产房的污染。

（5）残余的笑气可能会污染环境，职业暴露于亚麻醉浓度的笑气中是否影响医务人员的健康尚不明确，流行病学数据认为工作环境中的笑气不会增加健康工作者的生殖风险。

3）笑气的禁忌证

在有硬膜外禁忌证时可以使用笑气，而笑气的禁忌证主要包括以下几点。

（1）气胸、肠梗阻等有可能在封闭空间内积聚气体的孕妇。

（2）近期有过视网膜手术、中耳手术或鼻窦感染的孕妇。

（3）有先天性心脏缺陷和（或）肺动脉高压的孕妇应避免使用笑气，因为它会增加肺血管阻力。

参考文献

［1］BROUGHTON K, CLARK A G, RAY A P. Nitrous oxide for labor analgesia: What we know to date [J]. Ochsner J, 2020, 20(4): 419 - 421.

［2］RICHARDSON M G, LOPEZ B M, BAYSINGER C L. Should nitrous oxide be used for laboring patients [J]? Anesthesiol Clin, 2017, 35(1): 124 - 143.

［3］LIKIS F E, ANDREWS J C, COLLINS M R, et al. Nitrous oxide for the management of labor pain: a systematic review [J]. Anesth Analg, 2014, 118(1): 153 - 167.

［4］PAECH M J. The King Edward Memorial Hospital 1,000 mother survey of methods of pain relief in labour [J]. Anaesth Intensive Care, 1991, 19(3): 393 - 399.

［5］RICHARDSON M G, LOPEZ B M, BAYSINGER C L, et al. Nitrous oxide during labor: maternal satisfaction does not depend exclusively on analgesic effectiveness [J]. Anesth Analg, 2017, 124(2): 548 - 553.

［6］NODINE P M, COLLINS M R, WOOD C L, et al. Nitrous oxide use during labor：Satisfaction，adverse effects，and predictors of conversion to neuraxial analgesia［J］. J Midwifery Womens Health，2020，65（3）：335－341.

［7］RICHARDSON M G，RAYMOND B L，BAYSINGER C L，et al. A qualitative analysis of parturients' experiences using nitrous oxide for labor analgesia：It is not just about pain relief［J］. Birth，2019，46（1）：97－104.

［8］SASADA M，SMITH S. Drugs in anaesthesia & intensive care［M］. 3rd ed. UK：Oxford，2003.

48 阿片类药物静脉镇痛应该注意什么？

阿片类药物静脉镇痛效果与笑气的镇痛效果类似，在有硬膜外禁忌证时可用于分娩镇痛。但其不良反应包括孕妇的皮肤瘙痒、恶心、呕吐、胃排空延迟、感觉不适、困倦、通气不足，甚至呼吸抑制。

阿片类药物很容易通过胎盘，并造成可能的胎儿或新生儿不良反应，如胎儿心率变异性降低、新生儿阿片戒断综合征和神经行为改变。大剂量或重复剂量任何静脉阿片类药物都可能导致新生儿 Apgar 评分降低，发生呼吸抑制、代谢性酸中毒等，并影响早期母乳喂养。虽然阿片类药物引起的胎儿宫内胎心率每搏变异性下降不一定代表胎儿宫内缺氧或者酸碱状态恶化，但是 Reynolds 等采用荟萃分析比较了哌替啶、布托菲诺或芬太尼等阿片类药物硬膜外镇痛和全身用药的效果，发现硬膜外镇痛者新生儿的酸碱平衡状态更好。另外，Halpern 等运用多中心随机对照研究比较了患者自控硬膜外镇痛与自控静脉注射芬太尼的镇痛效果（52% 比 31%），发现静脉使用阿片类药物组中有更多的新生儿需要积极进行复苏和使用纳洛酮。

所有的阿片类药物都可能导致新生儿呼吸抑制和行为改变，即使在出生时没有明显的新生儿呼吸抑制，几天内的新生儿行为也可能会有细微的变化。可能的原因包括：①阿片类药物的高脂溶性和低相对分子质量，使其极易通过胎盘；②在新生儿体内的代谢和消除时间比成人长；③新生儿的血-脑屏障发育并不完善，阿片类可以透过血-脑屏障直接作用于呼吸中枢。分娩时新生儿呼吸抑制的可能性与阿片类药物的给药时间和剂量相关,新生儿不良反应的发生率随剂量增加而增加。

全球各地产科实践中使用的一些常见阿片类药物包括吗啡、哌替啶、二甲吗啡、芬太尼和瑞芬太尼。哌替啶镇痛效果不如其他阿片类药物,并且其产生的活性代谢物去甲哌啶作用时间长达 2～3 d,可能是导致新生儿神经行为异常的原因。因此,哌替啶在美国已被禁用于分娩镇痛。

📖 **参考文献**

[1] CHESTNUT D H. Chestnut's obstetric anesthesia: Principles and practice [M]. 6th ed. Philadelphia: Elsevier, 2020: 453 - 467.

[2] REYNOLDS F, SHARMA S K, SEED P T. Analgesia in labour and fetal acid-base balance: a meta-analysis comparing epidural with systemic opioid analgesia [J]. BJOG, 2002,109(12): 1344 - 1353.

[3] HALPERN S H, MUIR H, BREEN T W, et al. A multicenter randomized controlled trial comparing patient-controlled epidural with intravenous analgesia for pain relief in labor [J]. Anesth Analg, 2004, 99 (5): 1532 - 1538.

[4] REYNOLDS F. The effects of maternal labour analgesia on the fetus [J]. Best Pract Res Clin Obstet Gynaecol, 2010,24(3): 289 - 302.

49 瑞芬太尼在分娩镇痛中有哪些优势与劣势?

瑞芬太尼是一种合成的选择性 μ 受体激动剂,在脂溶性阿片类药物中溶解度较低,起效快。功能性磁共振成像显示脑皮质中起效时间为 20～30 s,达峰时间 80～90 s,1.2～1.4 min 即达到血脑平衡。瑞芬太尼在体内代谢不依赖肝肾功能,被非特异性血浆酯酶(nonspecific plasma esterases)水解为无活性代谢产物,从体内消失也快。即时输注半衰期(context-sensitive half life, CSHT)仅 3.5 min,与输注时间无关。消除半衰期约 9.5 min,有效镇痛半衰期约 6 min,连续宫缩时也能有效镇痛。由于其起效快,调整剂量后可以迅速达到预期的镇痛效果。孕妇的瑞芬太尼血浆浓度是非孕妇的 50%左右,这可能与药物分布容积在孕期较大(孕妇的血容量增加,血浆蛋白结合率下降)、清除率较高(心输出量和肾灌注量增加)和孕期酯酶活性较高有关。因此,瑞芬太尼是目前应用较普遍的阿片类分娩镇痛药物。

与其他阿片类药物类似,瑞芬太尼容易通过胎盘,胎儿-母亲的血药浓度比值为0.88,但脐动脉和静脉的浓度比值仅为0.29,这说明药物在胎儿体内迅速重新分布或代谢。使用阿片类药物镇痛时胎儿心率变异性有时会降低,但不一定意味着胎儿宫内缺氧或酸碱平衡紊乱,在胎儿窘迫的鉴别诊断时应该考虑此因素。

瑞芬太尼会使部分患者出现轻度瘙痒(16%),通常无需治疗;恶心、呕吐的发生率在不同文献的报道中差异较大(0~60%)。鉴于瑞芬太尼的镇静、降低呼吸频率和潮气量,进而导致呼吸抑制和氧饱和度降低的风险,应该对接受静脉注射瑞芬太尼患者自控镇痛的孕妇实施一对一的护理,并连续监测其血氧饱和度。呼吸室内空气时,如果血氧饱和度低于94%,应及时补充氧气。如果有过度镇静,呼吸频率少于8次/分和(或)尽管有氧气补充,但$SpO_2 < 94\%$,则应通知麻醉科医师,进行相应处理。

📖 **参考文献**

[1] CHESTNUT D H. Chestnut's obstetric anesthesia: Principles and practice [M]. 6th ed. Philadelphia: Elsevier, 2020: 461 - 467.

[2] LEPPA M, KORVENOJA A, CARLSON S, et al. Acute opioid effects on human brain as revealed by functional magnetic resonance imaging [J]. Neuroimage, 2006,31(2): 661 - 669.

[3] KAN R E, HUGHES S C, ROSEN M A, et al. Intravenous remifentanil: placental transfer, maternal and neonatal effects [J]. Anesthesiology, 1998,88(6): 1467 - 1474.

[4] STOCKI D, MATOT I, EINAV S, et al. A randomized controlled trial of efficacy and respiratory effects of patient-controlled intravenous remifentanil analgesia and patient controlled epidural analgesia in laboring women [J]. Anesth Analg, 2014,118(3): 589 - 597.

[5] WILSON M J A, MACARTHUR C, HEWITT C A, et al. Intravenous remifentanil patient-controlled analgesia versus intramuscular pethidine for pain relief in labour (RESPITE): an open-label, multicentre, randomised controlled trial [J]. Lancet, 2018,392(10148): 662 - 672.

［6］DOUMA M R，STIENSTRA R，MIDDELDORP J M，et al. Differences in maternal temperature during labour with remifentanil patient-controlled analgesia or epidural analgesia：a randomised controlled trial［J］. Int J Obstet Anesth，2015，24：313‐322.

［7］VAN DE VELDE M，CARVALHO B. Remifentanil for labor analgesia：an evidence-based narrative review［J］. Int J Obstet Anesth，2016，25：66‐74.

［8］WEIBEL S，JELTING Y，AFSHARI A，et al. Patient-controlled analgesia with remifentanil versus alternative parenteral methods for pain management in labour［J］. Cochrane Database Syst Rev，2017，13（4）：CD011989.

50 在分娩镇痛时如何使用瑞芬太尼？

静脉注射瑞芬太尼 PCIA 可以在有或没有背景输入的情况下用于孕妇。因为瑞芬太尼的呼吸抑制作用，现在一般不用背景输入。作者所在塔夫茨医学中心瑞芬太尼 PCIA 的使用方法：

（1）浓度为 50 μg/ml，一药袋含 40 ml。

（2）患者自己推注剂量为 0.25 μg/kg 去脂体重（去脂体重 = 体重 − 脂肪重量）。对普通人来讲，体重、理想体重和去脂体重应该没有很大区别，可以通用。对肥胖者来说，去脂体重可以用 Cheymol 或 Janmahasatian 的公式来计算。

（3）如果需要，患者推注剂量可以每 15 min 增加 0.05 μg/kg，直至 0.5 μg/kg。

（4）锁定间隔 2 min。

（5）最大剂量限制：1 200 μg/h。

（6）护士医嘱：如果过度镇静、呼吸频率＜8 次/分、空气下 SpO$_2$＜90% 时，需及时通知麻醉科医师。

静脉注射瑞芬太尼在镇痛的同时，也会造成孕妇呼吸抑制。Stocki 发现 26.3% 使用静脉注射瑞芬太尼镇痛的孕妇在第 1 小时内有呼吸暂停，Bonner 报道了 1 例呼吸停止、不省人事、血氧饱和度降低、需要麻醉科医师抢救的孕妇。所以，如果产房提供静脉注射瑞芬太尼 PCIA，必须做到：①有麻醉科医师在产房提供每周 7 天随叫随到的服务;②患者要有血氧饱和度的持续监测,有条件者可使用呼气末二氧化碳($PetCO_2$)监测;③患者要持续吸氧;④患者要有一对一的护士陪伴;⑤药物推注只能由患者自己来做,不能由家属或护士替代。

📖 **参考文献**

[1] CHEYMOL G. Effects of obesity on pharmacokinetics [J]. Clinical pharmacokinetics,2000,39(3):215 - 231.

[2] JANMAHASATIAN S, DUFFULL S B, ASH S, et al. Quantification of lean bodyweight [J]. Clin Pharmacokinet,2005,44(10):1051 - 1065.

[3] VAN DE VELDE M, CARVALHO B. Remifentanil for labor analgesia:an evidence-based narrative review [J]. Int J Obstet Anesth,2016,25:66 - 74.

[4] STOCKI D, MATOT I, EINAV S, et al. A randomized controlled trial of the efficacy and respiratory effects of patient-controlled intravenous remifentanil analgesia and patient-controlled epidural analgesia in laboring women [J]. Anesth Analg,2014,118(3):589 - 597.

[5] BONNER J C, MCCLYMONT W. Respiratory arrest in an obstetric patient using remifentanil patient-controlled analgesia [J]. Anaesthesia,2012,67(5):538 - 540.

51 导乐、穴位按摩能缓解分娩疼痛吗?

"导乐"(doula)希腊语,原指有分娩经验的女性帮助正在分娩的孕妇,现指接受过分娩专业培训的、有经验的女性(大多当过产房护士、生育教育工作者或者在产科的其他领域有工作经验)在孕妇分娩时鼓励、安慰、陪伴及帮助孕妇完成分娩。导乐可以提供情感支持(陪伴和安慰)、身体上的支持(比如倒一杯水、抚摸后背)、信息、建议和(或)鼓励,这些支持使孕妇的分娩经历更好。由于文化和地域的差异,很难评估导乐的镇痛效果。尽管如此,越来越多的人认可情感支持在分娩中的重要性,结合现在椎管内镇痛技术在分娩中的日益普及,有些已经接受椎管内镇痛的孕妇也会要求"导乐"支持。导乐可能增加孕妇的满意度,但其镇痛效果与硬膜外分娩镇痛是无法相提并论的,这点从孕妇的面部表情和生理反应,如出汗、心率加快等可得到证实。

经皮神经电刺激(transcutaneous nerve stimulation,TENS)装置可以发出低电压脉冲,产生缓解疼痛的作用。"门控理论"是 TENS 减轻疼痛的机制之一,根据这一理论,电脉冲通过中枢神经系统刺激粗大的传入神经纤维,从而抑制其他疼痛刺激从这些通路的传递。还有人提出 TENS 可能会增加脑内啡肽的释放。随机对照实验未能表明 TENS 在镇痛方面有显著的优势,19 项研究(1 671 个患者)的荟萃分析和系统回顾发现,使用 TENS 刺激穴位时,孕妇对严重疼痛的主诉减少($OR = 0.41$,95% CI:$0.32 \sim 0.55$),但总体上,使用 TENS 的研究组和不使用的对照组在疼痛评分上没有什么区别。在使用 TENS 辅助硬膜外镇痛时,没有证据表明可以减轻疼痛。TENS 不会对产程长短、分娩方式、孕妇和新生儿的健康产生影响。

参考文献

[1] CHOR J, HILL B, MARTINS S, et al. Doula support during first-trimester surgical abortion: a randomized controlled trial [J]. Am J Obstet Gynecol, 2015, 212(1): 45.e1 - 6.

[2] BOHREN M A, HOFMEYR G J, SAKALA C, et al. Continuous support for women during childbirth [J]. Cochrane Database Syst Rev, 2017, 7(7): CD003766.

[3] PENG W W, TANG Z Y, ZHANG F R, et al. Neurobiological mechanisms of TENS-induced analgesia [J]. Neuroimage, 2019, 195: 396 - 408.

[4] DOWSWELL T, BEDWELL C, LAVENDER T, et al. Transcutaneous electrical nerve stimulation (TENS) for pain relief in labour [J]. Cochrane Database Syst Rev, 2009(2): CD007214.

[5] CHESTNUT D H. Chestnut's obstetric anesthesia: Principles and practice [M]. 6th ed. Philadelphia: Elsevier, 2020: 445 - 449.

52 水中分娩,我们知道多少?

在美国,水中分娩在过去几十年中逐渐流行起来,虽然 2001 年的一个调查显示在美国至少有 143 家分娩中心提供这样的服务,但真正有多少人在水中分娩并不清楚,因为没有相关调查,出生证明上也不记录分娩方式。2018 年,一项澳大利亚的研究认为,有69%的计划水中分娩的孕妇并没有实现自己的计划。在英国,水中分娩似乎更流行,特别是助产士负责的接生机构,有58%的孕妇接受水中分娩。英国皇家妇产科学会(Royal College of Obstetricians and Gynecologists,RCOG)和皇家助产士学院(Royal College of Midwives)于2006年发表联合声明支持没有妊娠并发症的健康孕妇在水中分娩。国内也有很多助产士主张孕妇在水中分娩,但此分娩方式尚未流行。

Carlsson根据对瑞典2015—2018年间155名水中分娩中的111名孕妇产后6周的网络随访,总结了孕妇水中分娩的好坏两方面的经历。然而,所声称的"分娩疼痛较轻、产道撕裂更少、孕妇更能自主,婴儿出生后的环境也更温馨"等生理上和心理上的好处并没有得到任何临床试验证据的证实。反对方争论,水中分娩对母亲有很多潜在的风险,包括限制其他的镇痛方法特别是硬膜外镇痛的使用、增加会阴创伤机会、无法控制失血、增加感染风险、减少胎儿监护、宫缩无效和水栓。对婴儿来说存在着可能的感染、误吸和缺氧的风险,一旦发生胎儿窘迫会有延迟干预的风险。

2018年Cochrane综述没有发现高质量的研究,根据现有资料,水中分娩对分娩方式和严重的会阴撕裂发生率没有影响。虽然Cochrane综述包括的研究中没有发现水中分娩会增加孕妇或新生儿不良事件的风险,但此综述没有包括文献中水中分娩造成母婴严重并发症的个案报告。Nguyen等报道了4例在水中出生时新生儿误吸的病例,他们都发生了中度到重度的呼吸窘迫,随之肺部X线片表现为肺水肿,"呈现典型的儿童淡水淹溺特征(fresh-water near drowning)"。Byard和Zuccollo报道了4例水中分娩后新生儿发生严重呼吸窘迫的案例,其中一名死于铜绿假单胞菌败血症。

2014年,ACOG发表意见,认为没有证据表明在第一产程孕妇浸入水中会改善围生期结局,并且第二产程浸入水中的安全性和有效性未知。鉴于这些事实和文献个案报道中发生过很严重的对新生儿的不良影响,第二产程在水中分娩只应该是一种研究试验,且只能在适当的临床试验设计和知情同意下进行。2016年,ACOG再次申明:目前没有研究证实水中分娩对婴儿有任何好处,第一产程时母亲在水中可能会缩短产程和减少对椎管内镇痛的利用,但对第二产程在水中分娩的好处和危害没有足够的研究,因此不建议在水中分娩。

美国俄亥俄州立大学医学院的 Neiman 等人回顾性比较了水中分娩、第一产程在水中然后出水分娩和床上分娩三组孕妇的临床结果,发现水中分娩组中的经产妇较多(72.4%)。在初产妇中,水中分娩组的第二产程比另外两组的短(32 min、88 min、80 min, $P = 0.03$),但是水中分娩组产妇的产后出血也明显比另外两组多($P = 0.045$)。新生儿结局和母亲满意度三组之间没有区别。值得注意的是,第二组出水分娩的原因中 42.6% 是母亲(没说原因的)自己选择,29.5% 是母亲要求药物镇痛。

循证医学不只是医护人员个人的经验,更包括严谨的医学研究证据和患者的感受。每项医疗干预都是一个利弊平衡的选择。所谓水中分娩的安全和好处,需要严格的临床研究来证明,而不是靠专家来宣讲。我们支持ACOG 的建议,不赞成常规水中分娩。

参考文献

[1] ACOG committee opinion No. 679: Immersion in water during labor and delivery [J]. Obstet Gynecol, 2016,128(5): e231 - e236.

[2] ACOG committee opinion No. 594: Immersion in water during labor and delivery [J]. Obstet Gynecol, 2014,123(4): 912 - 915.

[3] LEWIS L, HAUCK Y L, CRICHTON C, et al. The perceptions and experiences of women who achieved and did not achieve a waterbirth [J]. BMC Pregnancy Childbirth, 2018,18(1): 23.

[4] CARLSSON T, ULFSDOTTIR H. Waterbirth in low-risk pregnancy: An exploration of women's Experiences [J]. J Adv Nurs, 2020, 76 (5): 1221 - 1231.

[5] NEIMAN E, AUSTIN E, TAN A, et al. Outcomes of waterbirth in a US hospital-based midwifery practice: A retrospective cohort study of water immersion during labor and birth [J]. J Midwifery Women's Health, 2020, 65(2): 216 - 223.

[6] CLUETT E R, BURNS E, CUTHBERT A. Immersion in water during labour and birth [J]. Review Cochrane Database Syst Rev, 2018, 5 (5): CD000111.

[7] NGUYEN S, KUSCHEL C, TEELE R, et al. Water birth—a near-drowning experience [J]. Pediatrics, 2002,110(2 Pt 1): 411 - 413.

[8] BYARD R W, ZUCCOLLO J M. Forensic issues in cases of water birth fatalities [J]. Am J Forensic Med Pathol, 2010,31(3): 258 - 260.

53 硬膜外镇痛为什么会使宫缩变得规律或频繁?

产程中的焦虑和疼痛使孕妇的儿茶酚胺分泌增加,有效的分娩镇痛可以阻断这一过程,降低血液中肾上腺素和去甲肾上腺素的水平,从而减少这些激素对 α 受体、β 受体的刺激。α 受体受刺激减少可避免血管过度收缩,改善胎盘血流灌注。子宫上有丰富的 β 受体,可介导子宫松弛,β 受体受刺激减弱后,相应的缩宫素诱导的子宫收缩增强,可促进宫缩。因此,使用硬膜外镇痛后,宫缩会变得规律或频繁。

📖 **参考文献**

[1] LEDERMAN R P, LEDERMAN E, WORK B A JR, et al. Anxiety and epinephrine in multiparous women in labor: relationship to duration of labor and fetal heart rate pattern [J]. Am J Obstet Gynecol, 1985,153(8): 870 - 877.

54 硬膜外镇痛后宫缩会变慢吗? 如何处理?

虽然硬膜外镇痛后常使宫缩更为规律、有效,但有时候也会出现宫缩变慢,收缩持续时间变短和(或)间隔延长。子宫收缩受神经和激素双重调节。子宫体的交感神经运动纤维由 $T_{5\sim10}$ 脊神经传导,子宫峡部及宫颈的运动和感觉纤维主要来自 $S_{2\sim4}$ 副交感神经。缩宫素可间接通过刺激胎膜前列腺素(prostaglandin, PG),主要是前列腺素 F_2(PGF_2)和 E_2(PGE_2)的释放,直接通过缩宫素受体或钙通道介导的途径来诱发宫缩。

李秋红等认为,椎管内镇痛阻滞交感、副交感神经影响子宫收缩和宫颈扩张。Behrens 等发现,硬膜外分娩镇痛(0.25%布比卡因)的孕妇血浆中的 $PGF_{2\alpha}$ 在 1 h 后开始下降,而没有硬膜外镇痛的孕妇 $PGF_{2\alpha}$ 水平升高,随着 $PGF_{2\alpha}$ 水平升高或降低,子宫活动性也增强或减弱。文献中有关硬膜外分娩镇痛对孕妇缩宫素释放的影响研究结果很不一致,Scull 等在宫口开 5 cm 以下时给予孕妇 0.25% 布比卡因 10～14 ml 单次硬膜外注射,1 h 后检测血浆缩宫素水平发现与镇痛前比较没有变化。在宫口开 5 cm 以上,Stocche 使用 0.25% 布比卡因 12 ml 单次硬膜外注射,发现镇痛后 90 min 内孕妇血浆缩宫素水平增加。Rahm 在宫口开 4 cm 时,使用 0.1% 布比卡因 + 1 μg/ml 舒芬太尼 8 ml 硬膜外注射,随后以 4 ml/h 的速度连续硬膜外输入,1 h 后孕妇血浆缩宫素水平下降,而没有硬膜外分娩镇痛的孕妇血浆缩宫素水平开始上升。缩宫素的释放是间断性的,取样时间和频率对实验结果影响较大,且很难控制,因此,该研究并不能肯定在硬膜外组检测到的内源性缩宫素释放减少是宫缩减慢的原因。

目前美国硬膜外分娩镇痛常用 0.125% 或更低浓度的布比卡因 + 2 μg/ml 芬太尼,国内很多医院使用低浓度罗哌卡因 + 0.5 μg/ml 的舒芬太尼,与上述早期研究所用药液不同。目前的文献认为,硬膜外镇痛后宫缩变慢的机制还不清楚,临床上这种宫缩减慢常是短暂的(<30 min),多可自行消失,也可以通过静脉滴注外源性缩宫素帮助宫缩。

📖 参考文献

[1] BEHRENS O, GOESCHEN K, LUCK H J, et al. Effects of lumbar epidural analgesia on prostaglandin F2 alpha release and oxytocin secretion during labor [J]. Prostaglandins, 1993,45(3): 285 - 296.

[2] 李秋红,徐铭军. 椎管内分娩镇痛对子宫收缩持续时间和间隔时间的影响 [J]. 首都医科大学学报,2013,34(5): 655 - 659.

[3] SCULL T J, HEMMINGS G T, CARLI F, et al. Epidural analgesia in early labour blocks the stress response but uterine contractions remain unchanged [J]. CanJ Anaesth, 1998,45(7): 626 - 630.

[4] STOCCHE R M, KLAMT J G, ANTUNES-RODRIGUES J, et al. Effects of intrathecal sufentanil on plasma oxytocin and cortisol concentrations in women during the first stage of labor [J]. Reg Anesth Pain Med, 2001,26(6): 545-550.

[5] RAHM V A, HALLGREN A, HÖGBERG H, et al. Plasma oxytocin levels in women during labor with or without epidural analgesia: a prospective study [J]. Acta Obstet Gynecol Scand, 2002,81(11): 1033 - 1039.

55　分娩镇痛对第一产程有什么影响?

硬膜外分娩镇痛对产程的影响是一个争论已久的话题。在评估所有椎管内分娩镇痛对母亲和婴儿的影响时,2011 年 Cochrane 综述报告指出,硬膜外与非硬膜外或没有任何分娩镇痛的情况相比,第一产程时间没有显著差异(平均差 18.51 min,95%CI：−12.91～49.92)。2018 年 Cochrane 综述再次对这个问题评估时指出,接受静脉注射阿片类药物镇痛的孕妇其第一产程比接受硬膜外镇痛的要短 32.28 min(95%CI：18.34～46.22,2 259 名女性,9 项研究)。但是这些研究的质量差别很大,所以硬膜外镇痛对第一产程的影响目前仍然并不是很清楚(表 3-5)。

表 3-5　硬膜外镇痛对产程的影响

	第一产程(min)	第二产程(min)
硬膜外镇痛 vs 非硬膜外或无镇痛	平均差 18.51 95%CI：−12.91～49.92	平均差 13.66 95%CI：6.67～20.66
硬膜外镇痛 vs 阿片类药物镇痛	平均差 32.28 95%CI：18.34～46.22	平均差 15.38 95%CI：8.97～21.79

参考文献

[1] ANIM-SOMUAH M, SMYTH R M, JONES L. Epidural versus non-epidural or no analgesia in labour [J]. Cochrane Database Syst Rev, 2011 (12)：CD000331.

[2] ANIM-SOMUAH M, SMYTH R M, CYNA A M, Cuthbert A. Epidural versus non-epidural or no analgesia for pain management in labour [J]. Cochrane Database Syst Rev, 2018,5(5)：CD000331.

56　分娩镇痛对第二产程有什么影响?

硬膜外镇痛对第二产程的影响似乎更受人们关注。2011 年 Cochrane 综述报告,与非硬膜外或没有任何分娩镇痛的孕妇对比,硬膜外镇痛的孕妇第二产程平均延长 13.66 min，(95%CI：6.67～20.66，13 项试验，4 233 人)。2018 年 Cochrane 综述再次对这个问题评估时，接受静脉阿片类药物镇痛孕妇的第二产程比接受硬膜外镇痛的平均短 15.38 min(95%CI：8.97～21.79，16 项研究，4 979 人)。但是，硬膜外镇痛比阿片类药物镇痛效果更好，阿片类药物镇痛的孕妇会出现更多的恶心、呕吐和新生儿呼吸抑制。值得注意的是，对第二产程研究的质量差别极大，在 16 项研究中只有 1/3 是 2010 年以后的试验；3 项研究，包括人数最多(760 人)的 2012 年的一项研究，提示硬膜外镇痛与阿片类药物镇痛相比第二产程缩短。

尽管传统上将分娩分为 3 个产程，第一产程又分为潜伏期和活跃期，但产程进展的监测不是一个连续过程，产程阶段之间的过渡只能靠经验性、回顾性的宫颈检查来确定，所以产程的分期和长短只是为了便于临床上沟通和研究，而不是一个严格的标准化定义。事实上，产程的定义也在随着时间改变。2012 年，ACOG 把第一产程活跃期从传统上定义的宫口开 3 cm 或 4 cm 改为 6 cm。初产妇和经产妇的第一产程、第二产程长短也根据有无硬膜外分娩镇痛做了相应修改。其实，我们更关心的是母婴临床结局，而不是产程长短。如果为了不让所谓的"产程延长"发生，而过度进行产科干预，有时可能会给母婴带来危害。

2018 年，Abalos 等的综述报告质疑目前临床上通过严格评估第一或第二产程长短并据此进行产科干预的做法。他们的分析结果证明，每个正常孕妇的产程长短都不相同，一些人可能需要更长的时间，但仍能阴道分娩而没有并发症。美国 14 所医疗中心有关初产妇第二产程长短与母婴临床结局的前瞻性多中心研究表明，即使阴道产率随第二产程延长而降低，但仍有 9% 的孕妇第二产程超过 5 h 后仍成功完成阴道分娩。所以不必单纯由于第二产程延长而中止阴道分娩。

2011 年、2018 年 Cochrane 的两次综述报告显示，硬膜外分娩镇痛延长第二产程 13～15 min(表 3-5)。我们注意到，综述包含的研究中，"低浓度"的局部麻醉药是指≤0.125% 的布比卡因。但是在其他研究中，新的"低浓度"定义为≤0.1% 布比卡因时，硬膜外分娩镇痛对产科临床结局影响不大。2013 年 Sultan 的荟萃分析报告认为，与高浓度比较，低浓度局部麻醉药(定义为≤0.1% 布比卡因，或≤0.17% 罗哌卡因)硬膜外分娩镇痛可以缩短第二产程时间(加权平均差 − 14.03；95%CI：− 27.52～− 0.55；$P = 0.04$)，同时能更好地保持孕妇的行走能力($OR = 2.8$；95%CI：1.1～7.14；$P = 0.03$)、减少运动神经阻滞($OR = 3.9$；95%CI：1.59～9.55；$P = 0.003$)、减少尿潴留($OR = 0.42$；95%CI：0.23～0.73；$P = 0.002$)和降低阴道器械助产的发生率($OR = 0.70$；95%CI：0.56～0.86；$P = 0.001$)。2017 年，复旦大学妇产科医院的王婷婷等通过文献综述和系统分析(最终纳入 10 篇随机对照研究)得出的结论是：与非硬膜外镇痛相比，低浓度局麻药(<0.1% 布比卡因)硬膜外分娩镇痛不延长第二产程，也不会增加阴道器械助产。

　　2017 年，南京妇幼保健院的沈晓凤等对 400 名足月、单胎、头位的初产妇进行了前瞻性随机双盲对照研究。第一产程中，所有产妇均接受硬膜外镇痛(镇痛药配方为 0.08% 罗哌卡因 + 0.4 μg/ml 舒芬太尼)。从第二产程到镇痛结束，盐水组接受硬膜外生理盐水 8 ml/h，实验组继续接受硬膜外分娩镇痛(上述镇痛药 8 ml/h)。两组第二产程长短没有区别(盐水组 51 ± 25 min，硬膜外组 52 ± 27 min，$P = 0.52$)，阴道分娩率相似(盐水组 198 人/99%，硬膜外组 193 人/96.5%，$P = 0.17$)。但是，盐水组产妇满意度得分 ≤8 的人数明显多于硬膜外组(盐水组 61 人/30.5%，硬膜外组 32 人/16%，$P = 0.001$)，所以，我们中国人自己的研究也证实，低浓度局部麻醉药硬膜外分娩镇痛不延长第二产程。

参考文献

[1] ANIM-SOMUAH M, SMYTH R M, JONES L. Epidural versus non-epidural or no analgesia in labour [J]. Cochrane Database Syst Rev, 2011 (12)：CD000331.

[2] ANIM-SOMUAH M, SMYTH R M, CYNA A M, et al. Epidural versus non-epidural or no analgesia for pain management in labour [J]. Cochrane Database Syst Rev, 2018,5(5)：CD000331.

[3] ISMAIL M T, HASSANIN M Z. Neuraxial analgesia versus intravenous remifentanil for pain relief in early labor in nulliparous women [J]. Arch Gynecol Obstet, 2012,286(6)：1375 - 1381.

[4] SPONG C Y, BERGHELLA V, WENSTROM K D, et al. Preventing the first cesarean delivery：Summary of a Joint Eunice Kennedy Shriver National Institute of Child Health and Human Development, Society for

Maternal-Fetal Medicine, and American College of Obstetricians and Gynecologists Workshop [J]. Obstet Gynecol, 2012,120(5): 1181 - 1193.

[5] American College of Obstetricians and Gynecologists (College), Society for Maternal-Fetal Medicine, CAUGHEY A B, et al. Safe prevention of the primary cesarean delivery [J]. Am J Obstet Gynecol, 2014, 210 (3): 179 - 193.

[6] ABALOS E, OLADAPO O T, CHAMILLARD M, et al. Duration of spontaneous labour in "low-risk" women with "normal" perinatal outcomes: A systematic review [J]. Eur J Obstet Gynecol Reprod Biol, 2018, 223: 123 - 132.

[7] ROUSE D J, WEINER S J, BLOOM S L, et al. Eunice Kennedy Shriver National Institute of Child Health and Human Development Maternal-Fetal Medicine Units Network. Second-stage labor duration in nulliparous women: relationship to maternal and perinatal outcomes [J]. Am J Obstet Gynecol, 2009,201(4): 357. e1 - 7.

[8] SULTAN P, MURPHY C, HALPERN S, et al. The effect of low concentrations versus high concentrations of local anesthetics for labour analgesia on obstetric and anesthetic outcomes: a meta-analysis [J]. Can J Anaesth, 2013,60(9): 840 - 854.

[9] WANG T T, SUN S, HUANG S Q. Effects of epidural labor analgesia with low concentrations of local anesthetics on obstetric outcomes: a systematic review and meta-analysis of randomized controlled trials [J]. Anesth Analg, 2017,124(5): 1571 - 1580.

[10] SHEN X, LI Y, XU S, et al. Epidural analgesia during the second stage of labor: a randomized controlled trial [J]. Obstet Gynecol, 2017, 130(5): 1097 - 1103.

57 椎管内分娩镇痛能减少会阴侧切吗？

会阴侧切是在第二产程末，为了让胎儿更顺利地从阴道分娩而扩大阴道口的手术。如今，由于缺乏此操作对由阴道分娩引起的括约肌损伤有保护作用的证据，会阴侧切的使用越来越少了。

硬膜外分娩镇痛是否增加会阴侧切的概率？文献报道结果不一。早期 Newman 等回顾性研究发现，硬膜外分娩镇痛是会阴侧切的独立危险因素

（OR＝1.97，95％CI：1.88～2.06），同时，硬膜外分娩镇痛也有保护作用，即减少会阴侧切时向肛门括约肌延展造成的Ⅲ度和Ⅳ度撕裂（OR＝0.74，95％CI：0.54～0.94）。作者没有报告分娩镇痛所用药物及浓度。西安交通大学第一附属医院麻醉科的Zhou等比较了5748例接受腰硬联合分娩镇痛和6246例未接受镇痛的孕妇会阴侧切率，腰硬联合分娩镇痛方法为蛛网膜下腔注射0.1％罗哌卡因2～3 mg，硬膜外镇痛使用0.1％罗哌卡因＋0.5 μg/ml舒芬太尼。持续输入6 ml/h，患者自控给药6 ml，锁定时间15 min。在这项回顾性队列研究中，使用倾向评分匹配（4116对孕妇）分析来减少接受腰硬联合的患者的选择偏倚。单因素分析显示：腰硬联合组接受会阴切开的比率为47.4％，非镇痛组为44.7％，然而，经过多变量逻辑回归分析，腰硬联合没有增加会阴切开术的风险（调整后OR＝1.080，95％CI：0.988～1.180）。在最新的一项温州医学院第二附属医院的回顾性队列研究（n＝15415）中，硬膜外分娩镇痛开展前6个月时与开展后12个月时比较分娩镇痛率从0％升高到57％，会阴侧切率从55.3％下降到48.7％（P＜0.001）。

　　影响会阴侧切的因素很多，多项研究发现高龄（初）产妇、出生体重（＞4000 g）、臀位阴道分娩、手术阴道分娩、晚期妊娠、多胎妊娠、不确定胎心等是主要影响因素。产科医师和（或）助产士的接生习惯和临床经验对会阴侧切也有很大影响。Newman等认为，硬膜外镇痛后会阴侧切增加，是因为硬膜外提供有效的会阴部镇痛可能使得产科医师更愿意做会阴侧切和经阴道子宫探查，特别是为了教学目的时。而Kozhimannil的研究也确实说明，教学是会阴侧切的主要因素。根据目前的文献，椎管内分娩镇痛对会阴侧切的影响还需进一步研究。但至少没有证据表明它会直接导致会阴侧切的增加。

📖 参考文献

［1］NEWMAN M G, LINDSAY M K, GRAVES W. The effect of epidural analgesia on rates of episiotomy use and episiotomy extension in an inner-city hospital [J]. J Matern Fetal Med, 2001,10(2)：97 - 101.

［2］ZHOU D D, GONG H, HE S, et al. Effects of combined spinal epidural labor analgesia on episiotomy：a retrospective cohort study [J]. BMC Anesthesiology, 2017,17(1)：88.

［3］WANG Q, ZHENG S X, NI Y F, et al. The effect of labor epidural on maternal-fetal outcomes: a retrospective cohort study [J]. Arch Gynecol Obstet, 2018, 298(1): 89 - 96.

[4] KOZHIMANNIL K B, KARACA-MANDIC P, BLAUER-PETERSON C J, et al. Uptake and utilization of practice guidelines in hospitals in the United States: The case of routine episiotomy [J]. Jt Comm J Qual Patient Saf, 2017, 43(1): 41 - 48.

58 硬膜外分娩镇痛会增加阴道器械助产吗?

关于此项的研究常常是作为次要观察指标,大多研究者也没有规定进行器械辅助阴道分娩的标准。此外,临床上产科医师之间进行器械辅助阴道分娩的标准也不同。不同的镇痛技术、局部麻醉药的浓度、局部麻醉药的总量以及运动阻滞程度对器械辅助阴道分娩风险都有影响。

COMET 研究对比了传统硬膜外(0.25% 布比卡因)与低浓度硬膜外(0.125% 布比卡因 + 2 μg/ml 芬太尼)和腰硬联合(蛛网膜下腔注射 2.5 mg 布比卡因 + 25 μg 芬太尼)对阴道器械助产的影响,发现阴道器械助产率分别为 37%、28%、29%。可见单纯硬膜外高浓度布比卡因阴道器械助产的风险高于硬膜外低浓度布比卡因和腰硬联合。2011 年 Cochrane 综述报道,与非硬膜外镇痛或无镇痛孕妇比较,硬膜外镇痛可增加阴道器械助产(OR = 1.42)。2018 年同一个题目的 Cochrane 综述细分了研究年限,2005 年以后的研究否定了以前"硬膜外增加阴道器械助产"的结论。可能的原因是 2005 年以后分娩镇痛使用较低浓度的局部麻醉药这一情况变得普遍,新的镇痛技术如患者自控硬膜外镇痛的使用也逐渐增多。根据最新文献,硬膜外分娩镇痛不会增加阴道器械助产的概率。

📖 参考文献

[1] Comperative Obstetric Mobile Epidural Trial (COMET) Study Group UK. Effect of low-dose mobile versus traditional epidural techniques on mode of delivery: a randomised controlled trial [J]. Lancet, 2001, 358 (9275): 19 - 23.

［2］ ANIM-SOMUAH M，SMYTH R M，JONES L. Epidural versus non-epidural or no analgesia in labour ［J］. Cochrane Database Syst Rev，2011（12）：CD000331.

［3］ ANIM-SOMUAH M，SMYTH RM，CYNA A M，et al. Epidural versus non-epidural or no analgesia for pain management in labour ［J］. Cochrane Database Syst Rev，2018,5（5）：CD000331.

59 硬膜外分娩镇痛会增加剖宫产率吗?

硬膜外镇痛与剖宫产的关系是一个有争议的问题,早期几项研究表明接受硬膜外镇痛的孕妇剖宫产率更高,也有研究证明没有这种关联。

Hess 等复习了 4 493 份硬膜外分娩镇痛孕妇的病例,发现分娩镇痛过程中需要追加 3 次以上给药以缓解爆发痛的孕妇剖宫产概率是追加 2 次以下的 2.3 倍。其他增加剖宫产率的危险因素还有孕妇年龄、体重指数、初产妇、胎儿体重和引产。

我们知道,头盆不称等难产的孕妇疼痛会很严重,更可能会尽早要求镇痛。这类孕妇无论分娩镇痛与否,其剖宫产概率(因为难产所致的)都会比胎位正常的孕妇高。Wuitchik 的研究确实发现潜伏期有轻度、中度和重度疼痛的孕妇剖宫产率分别为 0%、7.1% 和 26.3%。所以表面上看起来有硬膜外镇痛的孕妇剖宫产率高,但实际上她们是因为产科原因引起的剧烈疼痛而要求提前实施硬膜外镇痛的,她们剖宫产率较高也是由于产科原因而不是接受了硬膜外镇痛。

Cochrane 综述也反复验证,与静脉镇痛和无镇痛的孕妇比较,硬膜外镇痛不会导致剖宫产率增高。Hess 的研究还显示,硬膜外镇痛使用局部麻醉药布比卡因的浓度对剖宫产率没有影响。2020 年解放军北部战区总医院宋佳等发表于《中华妇产科杂志》的研究也表明,与没有镇痛的孕妇比较,硬膜外分娩镇痛并不增加剖宫产率。

📖 参考文献

[1] HESS P E, PRATT S D, SONI A K, et al. An association between severe labor pain and cesarean delivery [J]. Anesth Analg, 2000, 90 (4): 881 – 886.

[2] WUITCHIK M, BAKAL D, LIPSHITZ J. The clinical significance of pain and cognitive activity in latent labor [J]. Obstet Gynecol, 1989, 73 (1): 35 – 42.

[3] ANIM-SOMUAH M, SMYTH R M, JONES L. Epidural versus non-epidural or no analgesia in labour [J]. Cochrane Database Syst Rev, 2011 (12): CD000331.

[4] ANIM-SOMUAH M, SMYTH R M, CYNA A M, et al. Epidural versus non-epidural or no analgesia for pain management in labour [J]. Cochrane Database Syst Rev, 2018, 5(5): CD000331.

[5] 宋佳, 王冬雪, 王冰冰, 等. 不同时机实施分娩镇痛对初产妇产程和分娩方式及新生儿结局的影响[J]. 中华妇产科杂志. 2020, 55(7): 476 – 479.

60 中转剖宫产时, 是否需要重新穿刺来满足手术所需要的平面?

我们提倡硬膜外分娩镇痛, 除了给孕妇提供一个舒适愉快的分娩过程, 更重要的是在中转(或急诊)剖宫产时, 可以通过硬膜外导管给予不同的局部麻醉药, 以迅速满足手术需要, 避免全麻及其带来的风险。所以, 如果分娩镇痛效果好, 一般情况下无须重新穿刺。

但是, 硬膜外镇痛转为剖宫产麻醉有一定的失败率。Bauer 分析了 13 项观察性研究发现, 5%的患者需要改全麻, 7.7%的患者需要改为腰麻或重新给予硬膜外麻醉。失败的危险因素包括: ①镇痛期间需要 2 次以上加药以缓解爆发痛; ②紧急剖宫产; ③对于产科麻醉经验欠缺的麻醉科医师。2016 年 Mankowitz 等综述发现: 高个子(167 cm 以上)、分娩镇痛时间较长(12 h 以上)也是失败的危险因素。所以, 是否需要重新穿刺需要考虑许多因素, 包括分娩镇痛的效果及手术的紧急程度。如果分娩镇痛效果满意, 在中转剖宫产时可以使用现有的硬膜外分娩镇痛导管。我们建议在加局部麻醉药之前,要先排除硬膜外导管移位或脱落。如果分娩镇痛为单侧阻滞或斑片状阻滞,我们建议重新穿刺置管,使用腰麻或腰硬联合麻醉能提供快捷有效的手术麻醉。如果产科急诊手术没有时间等待硬膜外麻醉起效或是改做腰麻,我们建议立即行快速诱导全麻。

局部麻醉剖宫产在没有椎管内麻醉和全麻之前曾经使用过,现在已经废弃。因为我们有了更好的麻醉方法,而且产科医师缺乏在局麻下行剖宫产的训练和经验,麻醉效果不好和可能的局部麻醉药全身毒性等也是我们不建议单独使用局麻做剖宫产的原因。但如果椎管内麻醉效果不好,可以辅助使用局部麻醉药以避免改成全麻。

📖 **参考文献**

[1] BAUER M E, KOUNTANIS J A, TSEN L C, et al. Risk factors for failed conversion of labor epidural analgesia to cesarean delivery anesthesia: a systematic review and meta-analysis of observational trials [J]. Int J Obstet Anesth, 2012,21(4): 294-309.

[2] MANKOWITZ SK, GONZALEZ FIOL A, SMILEY R. Failure to extend epidural labor analgesia for cesarean delivery anesthesia: A focused review [J]. Anesth Analg, 2016,123(5): 1174-80.

61 中转剖宫产时,硬膜外镇痛需要给什么局部麻醉药?

硬膜外分娩镇痛中转剖宫产时,可以经硬膜外导管追加局部麻醉药以满足手术需要的麻醉深度,麻醉药物的选择取决于手术的紧急程度。如果分娩镇痛平面在 T_{10},追加碱化的 3%氯普鲁卡因(局部麻醉药与 8.4%碳酸氢钠体积比为 10:1)可在 3 min 达到 T_4 的手术麻醉水平;如果追加碱化的 1.5%利多卡因,可在 5 min 内达到 T_4 的手术麻醉水平。Lam 比较了碱化与非碱化的(含 1:200 000 肾上腺素和 75 μg 芬太尼)2%利多卡因的起效速度,碱化利多卡因从 T_{11} 镇痛水平到 T_6 麻醉水平的时间为 5.2 min,比非碱化利多卡因的起效速度快 4.5 min(表 3-6)。

美国的手术室在产房内,紧急剖宫产时一般使用 15~20 ml 碱化的 3%

氯普鲁卡因一次给药。当然,与产科医师沟通后,根据紧急程度,也可以使用碱化利多卡因。国内很多产房没有手术室,至于在何处给药,可根据各医院产房与手术室布局和药物起效时间来定。一些麻醉科医师在孕妇转运到手术室后再追加硬膜外麻醉药,有的医院在孕妇由待产室转运到手术室的准备工作的同时即开始加深硬膜外麻醉效果,在待产室给予 10 ml 碱化的 2%利多卡因(含肾上腺素)或 3%的氯普鲁卡因加深硬膜外麻醉,孕妇到手术室后评估感觉阻滞平面,如身体两侧感觉阻滞平面都向头方向移动,再追加 5～10 ml 局部麻醉药使麻醉平面到达 T_4(表 3 - 6)。如果在手术室外开始给药,要注意椎管内麻醉造成的低血压、恶心、呕吐和孕妇血流动力学改变对胎儿的影响,应及时处理。

表 3 - 6 中转剖宫产时不同用药方案的麻醉起效时间

镇痛平面	追加药物	起效时间(min)	
		至 T_4	至 T_6
T10	碱化 3%氯普鲁卡因	3	
	碱化 1.5%利多卡因	4.5	
	碱化 2%利多卡因 + 肾上腺素		5
	2%利多卡因 + 肾上腺素		10

注:肾上腺素浓度为 1∶200 000(5 μg/ml)。

📖 **参考文献**

[1] CHESTNUT D H. Chestnut's obstetric anesthesia: Principles and practice [M]. 6th ed. Philadelphia: Elsevier, 2020: 589.

[2] LAM D T, NGAN KEE W D, KHAW K S. Extension of epidural blockade in labour for emergency Caesarean section using 2% lidocaine with epinephrine and fentanyl, with or without alkalinization [J]. Anaesthesia, 2001, 56(8): 790 - 794.

62 硬膜外分娩镇痛能降低孕妇产后抑郁症的发生率吗?

这是一个有争议的话题。

产后抑郁症通常指产后发生的以心境低落为主要特征的一种精神疾病,其临床表现复杂多样,主要包括情感低落、兴趣和快感丧失、导致劳累感增加和活动减少的精力降低等关键症状。产后抑郁患者容易出现睡眠障碍、食欲及体重下降、性欲降低乃至消退以及伴有焦虑、自我评价降低、注意力下降、自责感/无价值感、强迫观念、幻觉妄想等精神病症状,严重者甚至有自杀和(或)杀婴观念或行为。

产后抑郁症的诊断主要通过询问病史、体格检查、精神检查、心理评估和其他辅助检查并依据诊断标准做出诊断。目前一般采用两步法,先由经过相关培训的医护人员使用抑郁筛查量表筛查出可疑患者,再由精神科医师采用临床定式检查等做出符合相应诊断标准的临床诊断。较常使用的筛查量表包括爱丁堡产后抑郁量表(edinburgh postnatal depression scale,EPDS)、医院焦虑抑郁量表(hospital anxiety and depression scale,HADS)、产后抑郁筛查量表(postpartum depression screening scale,PDSS)等。

产后抑郁症的病因仍不明确,目前的研究认为与生理、心理和社会支持等方面相关。生理因素主要与女性激素水平变化有关,围生期体内甾体激素和肽类激素的显著改变影响下丘脑-垂体-肾上腺轴功能,这些内分泌轴与情绪障碍有关,是某些易感产妇发生产后抑郁和产后心绪不良的原因。心理因素方面,既往精神疾病史、阳性家族史以及孕期焦虑是产后抑郁较强的危险因素。妊娠期或产后早期的生活压力、较少的社会支持、自觉较差的身体条件和没有条件进行母乳喂养等社会因素也是产后抑郁发生的较强危险因素。

疼痛和抑郁常常并存是众所周知的事实,但产痛与产后抑郁的关系并不清楚。Lim 等研究认为,对于易感人群而言,在产前、分娩期间和产后等围生期任何时间点的疼痛似乎与产后 6 周 EPDS 高评分独立相关。而Rosseland 等在前瞻性研究产痛和分娩经历对分娩后 8 周疼痛和抑郁的影响时,发现不好的分娩经历与产后抑郁显著相关(OR = 1.16;95%CI:1.04～1.29),而与分娩疼痛强度无关,既往抑郁病史(OR = 3.95;95%CI:2.92～5.34)和产前疼痛(OR = 2.03;95%CI:1.37～3.01)的孕妇产后8 周发生产后抑郁的风险较高。

缓解分娩疼痛能否改善产后抑郁症的发生率？目前临床研究的结论是有争议的。有些前瞻性和回顾性队列研究（Ding T，2014；Suhitharan T，2016；Lim G，2018；Riazanova OV，2018）表明，分娩镇痛对产后抑郁症有保护作用，但也有（NahirneyM，2017）研究显示分娩镇痛对产后抑郁症没有影响。Eckerdal P 等在瑞典乌普萨拉大学医院进行的一项基于人群的孕妇纵向队列研究，以产后 6 周 EPDS≥12 分为标准。在 1 503 名产妇中，有 800 名（53%）报告在分娩时使用了硬膜外分娩镇痛，其中 193 名（13%）在产后 6 周出现产后抑郁症。在调整了年龄、害怕生孩子和产前抑郁因素后，硬膜外分娩镇痛与产后 6 周产后抑郁的风险无关（校正后的 OR = 1. 22；95% CI：0. 87～1. 72）。Almeida M 等按照系统评价的报告项目（preferred reporting items for systematic reviews，PRISMA）的要求，对通过检索 PubMed、Embase、Cochrane 系统评价数据库和 Google Scholar 数据库等 9 篇符合入选标准的相关文章（4 442 名患者）进行了荟萃分析，在产后 3 个月内，接受了硬膜外分娩镇痛的产妇产后抑郁症的发生率与对照组相比没有区别（OR = 1. 02；95% CI：0. 62～1. 66），也就是说，使用硬膜外分娩镇痛不影响产后抑郁症的发生率。

Orbach-Zinger 等在研究孕妇对硬膜外分娩镇痛的心愿、实际是否接受了硬膜外和产后 6 周抑郁的关系时假设："想做而没有得到硬膜外分娩镇痛（因为没有护士照护或监护产房不够）的孕妇，因为疼痛和没达到期望，产后抑郁症的发生率会高"。然而，比较这组孕妇与所有（1 497 名参加研究的）孕妇的产后抑郁症发病率（6. 6%）没有区别[风险差异（RD）= 1. 8%；95% CI：−3%～7%]。亚组分析发现，产前不想做却因为某些原因改变计划做了硬膜外分娩镇痛的孕妇，产后抑郁比不想做也没做的孕妇还高 7%（RD = 7. 2%，95% CI：2. 3%～12. 1%；P = 0. 004）。相互作用分析表明，事与愿违（不想做却做了，或是想做却没做硬膜外镇痛）的孕妇比如愿以偿（想做也做了，不想做就没做硬膜外镇痛）的孕妇产后抑郁症的发生率明显增高（RD = −8. 6%；95% CI：−16. 2%～−1. 6%）。在多变量逻辑回归模型分析中，想用也用了硬膜外分娩镇痛降低了产后抑郁症的发生率（优势比 OR = 0. 92；95% CI：0. 86～0. 99）。所以，对希望使用分娩镇痛的孕妇，硬膜外镇痛可能降低产后抑郁，而对不打算使用分娩镇痛，实际上改变计划，接受了硬膜外的孕妇,产后抑郁的风险反而增加。这说明硬膜外分娩镇痛与产后抑郁之间不是简单的因果关系。

硬膜外分娩镇痛是否能降低产后抑郁症的发生率还有待于更多的研究,研究必须包括每一个假设可以造成产后抑郁的危险因素和针对其有效的干预措施,如疼痛、情绪、期望、文化背景、教育水平、社会支持等影响产后抑郁的因素。

参考文献

［1］产后抑郁防治指南撰写专家组.产后抑郁障碍防治指南的专家共识(基于产科和社区医生)［J］.中国妇产科临床杂志,2014,15(6):572-576.

［2］NORHAYATI M N, HAZLINA N H, ASRENSS A R, et al. Magnitude and risk factors for postpartum symptoms: a literature review［J］. Affect Disord, 2015(4): 34-52.

［3］LIM G, LASORDA K R, FARRELL L M, et al. Obstetric pain correlates with postpartum depression symptoms: a pilot prospective observational study［J］. BMC Pregnancy Childbirth, 2020,20(1): 240.

［4］ROSSELAND L A, REME S E, SIMONSEN T B, et al. Are labor pain and birth experience associated with persistent pain and postpartum depression? A prospective cohort study［J］. Scand J Pain, 2020,20(3): 591-602.

［5］DING T, WANG D X, QU Y, et al. Epidural labor analgesia is associated with a decreased risk of postpartum depression: a prospective cohort study ［J］. Anesth Analg, 2014,119(2): 383-392.

［6］SUHITHARAN T, PHAM T P, CHEN H, et al. Investigating analgesic and psychological factors associated with risk of postpartum depression development: a case-control study［J］. Neuropsychiatr Dis Treat, 2016,12: 1333-1339.

［7］LIM G, FARRELL L M, FACCO F L, et al. Labor analgesia as a predictor for reduced postpartum depression scores: a retrospective observational study［J］. Anesth Analg, 2018,126(5): 1598-1605.

［8］RIAZANOVA O V, ALEXANDROVICH Y S, IOSCOVICH A M. The relationship between labor pain management, cortisol level and risk of postpartum depression development: a prospective nonrandomized observational monocentric trial［J］. Rom J Anaesth Intensive Care, 2018, 25(2): 123-130.

［9］NAHIRNEY M, METCALFE A, CHAPUT K H. Administration of epidural labor analgesia is not associated with a decreased risk of postpartum depression in an urban Canadian population of mothers: a secondary analysis of prospective cohort data [J]. Local Reg Anesth, 2017,10: 99 - 104.

[10] ECKERDAL P, KOLLIA N, KARLSSON L, et al. Epidural analgesia during childbirth and postpartum depressive symptoms: A population-based longitudinal cohort study [J]. Anesth Analg, 2020,130(3): 615 - 624.

[11] ALMEIDA M, KOSMAN K A, KENDALL M C, et al. The association between labor epidural analgesia and postpartum depression: a systematic review and meta-analysis [J]. BMC Womens Health, 2020,20(1): 99.

[12] ORBACH-ZINGER S, LANDAU R, HAROUSCH A B, et al. The relationship between women's intention to request a labor epidural analgesia, actually delivering with labor epidural analgesia, and postpartum depression at 6 weeks: a prospective observational study [J] Anesth Analg, 2018,126(5): 1590 - 1597.

第四章　不良反应及并发症处理

63 椎管内分娩镇痛后血压下降应如何处理?

血压降低(从基础血压降低 20%～30%,或收缩压＜100 mmHg)是椎管内分娩镇痛的不良反应之一,报道的发生率为 14%。由于胎盘血流的自控调节有限,需更多依靠母亲血压来维持胎儿的血流灌注,所以硬膜外分娩镇痛后,要频繁(每 2～5 min)监测母亲的血压、脉搏和胎儿胎心率(胎心率的改变常反映母亲生命体征的变化)直到平稳,出现低血压时,应立即将母亲的体位改为侧卧位,以避免主动脉、下腔静脉受压引起的"仰卧位低血压综合征",同时快速静脉补液,必要时给予麻黄碱或去氧肾上腺素等血管活性药治疗。

2002 年 Lee 等对腰麻下剖宫产出现低血压时治疗用药有效性和安全性的系统分析发现,与接受麻黄碱的母亲相比较,接受去氧肾上腺素的母亲所分娩新生儿的脐动脉 pH 值更高(加权平均差异 0.03, 95% CI: 0.02～0.04),但是两组新生儿酸中毒(脐动脉血 pH 值＜7.2)的发生率没有区别(OR＝0.78, 95% CI: 0.16～3.92)、1 min 和 5 min 时的 Apgar 评分为 7 的比例也没有差异。作者认为,该研究不支持在腰麻下行择期剖宫产时首选麻黄碱治疗低血压的传统观念。之后,美国很多医院在剖宫产时,首选去氧肾上腺素为治疗孕妇低血压的药物。

我们认为,虽然母亲使用去氧肾上腺素的新生儿脐动脉血的 pH 值较高,但母婴临床结局并没有区别,使用两种药的任何一种都可以,主要看母亲的心率快慢。去氧肾上腺素可以使母亲心率减慢,麻黄碱可以使母亲心率加快,此外麻黄碱可以通过胎盘屏障,使胎儿心率加快和胎心变异性增加。

📖 参考文献

[1] CHESTNUT D H. Chestnut's obstetric anesthesia: Principles and practice [M]. 6th ed. Philadelphia: Elsevier, 2020: 498.
[2] LEE A, NGAN KEE W D, GIN T. A quantitative, systematic review of randomized controlled trials of ephedrine versus phenylephrine for the management of hypotension during spinal anesthesia for cesarean delivery [J]. Anesth Analg, 2002, 94: 920 - 926.

64 椎管内分娩镇痛后发生恶心、呕吐应如何处理?

恶心、呕吐的原因可能有:①硬膜外引起的低血压。②怀孕期间(实施镇痛前)就有恶心、呕吐。③临产后胃排空减慢,胃内容物沉积,可使孕妇感到恶心。虽然阿片类药物可以引起恶心、呕吐,但硬膜外药液里的阿片类药物浓度很低,造成恶心、呕吐的概率不高。研究显示,与硬膜外单独使用布比卡因相比,加入芬太尼不加重胃排空减慢。④疼痛本身也可以引起恶心、呕吐。⑤有些药物,如催产时使用的缩宫素也会引起恶心、呕吐。

当孕妇出现恶心、呕吐时,首先测量血压,如果血压下降,应保持子宫左侧倾斜位,并给予补液和升压药。在孕妇血压正常、镇痛良好的情况下,可以给予昂丹司琼 4 mg 或甲氧氯普胺 10 mg 静脉滴注。

📖 参考文献

[1] CHESTNUT D H. Chestnut's obstetric anesthesia: Principles and practice [M]. 6th ed. Philadelphia: Elsevier, 2020: 499 - 502.
[2] MISHRIKY B M, HABIB A S. Metoclopramide for nausea and vomiting prophylaxis during and after Caesarean delivery: a systematic review and meta-analysis [J]. Br J Anaesth, 2012, 108(3): 374 - 83.

65 椎管内分娩镇痛后发生皮肤瘙痒应如何处理?

部分孕妇在接受椎管内镇痛后会出现皮肤瘙痒,这种瘙痒一般是自限性的,在镇痛 1 h 后可显著减轻,大多数无须治疗。瘙痒的发生机制不是很清楚,但最有效的药物是中枢 μ 受体拮抗剂。对于需要治疗的中、重度瘙痒,通常可以静脉给予 2.5~5 mg 纳布啡;如果没有明显改善,10~15 min 后可重复使用。其他可用的药物包括静脉注射纳洛酮 40~80 μg 或口服纳曲酮 6~9 mg。

📖 **参考文献**

[1] CHESTNUT D H. Chestnut's obstetric anesthesia: Principles and practice [M]. 6th ed. Philadelphia: Elsevier,2020: 498 - 499.

66 椎管内分娩镇痛后出现尿潴留应如何处理?

因为尿潴留、膀胱过度膨胀可能会导致膀胱乏力、逼尿肌功能障碍、排尿困难甚至肾脏损伤,很多护士在孕妇实施完硬膜外镇痛后立即留置尿管。后来有研究认为留置尿管可能增加孕妇泌尿系统感染的风险,建议间断性导尿。不同研究对间断性导尿和留置尿管是否增加孕妇泌尿系统感染存在争议:2019 年一篇包括 6 项随机对照试验($n = 850$)的荟萃分析显示,产后尿路感染(RR = 1.25,95%CI: 0.91~1.71,$P = 0.16$)和尿潴留(RR = 0.76,95%CI: 0.21~2.77,$P = 0.68$)的发生率在留置尿管和间断性导尿的孕妇中没有差异。同时,作者也指出研究证据的等级不高。

导尿的另一个原因是有些研究发现充盈的膀胱可能妨碍胎儿下降、延长产程。但最近一个包含 184 名以色列单胎初产妇的随机分组对照试验显示,留置尿管组和间断性导尿组的第二产程时间、第三产程时间、分娩方式、产后出血、尿潴留和尿路感染等方面没有显著差异。

因此,根据目前的证据,留置尿管或间断性导尿都可以。我们认为,目前临床上多使用低浓度或超低浓度的局部麻醉药,对孕妇排尿的影响较小,如果患者能感觉尿意,还是自己排尿最好。

📖 **参考文献**

[1] LI M, XING X, YAO L, et al. The effect of bladder catheterization on the incidence of urinary tract infection in laboring women with epidural analgesia: A meta-analysis of randomized controlled trials [J]. Int Urogynecol J, 2019,30(9): 1419 - 1427.

[2] SULEIMAN A, MRUWAT-RABAH S, GARMI G, et al. Effect of intermittent versus continuous bladder catheterization on duration of the second stage of labor among nulliparous women with an epidural: a randomized controlled trial [J]. Int Urogynecol J, 2018,29(5): 691 - 696.

67 椎管内分娩镇痛后患者出现颤抖应如何处理?

这种反应的病因尚不清楚,很多孕妇体温是正常的,还有大约20%没有接受硬膜外分娩镇痛的孕妇也会有颤抖,在腰麻或硬膜外麻醉下行剖宫产的孕妇也会有颤抖。相关研究显示:在硬膜外局部麻醉药中添加阿片类药物可能会缓解颤抖,而肾上腺素应用到硬膜外分娩镇痛中会增加颤抖。然而,关于预防和治疗分娩镇痛时颤抖的研究并不多。

这些为数不多的研究显示,静脉注射 0.5 mg/kg 的阿片类药物(如哌替啶、曲马多)或 0.25 mg/kg 氯胺酮,或 0.5 μg/kg 右美托咪定有一定治疗效果。中南大学湘雅医学院第二附属医院的研究显示,在蛛网膜下腔注射的局部麻醉药中加入 5 μg 右美托咪定也能有效地降低腰麻下颤抖的发生率和严重程度。另外,蛛网膜下腔注射阿片类药物(如芬太尼、舒芬太尼、哌替啶)也有帮助。文献中也有关于昂丹司琼预防颤抖的试验,但效果不定。

📖 **参考文献**

[1] SHEHABI Y，GATT S，BUCKMAN T，et al. Effect of adrenaline，fentanyl and warming of injectate on shivering following extradural analgesia in labour [J]. Anaesth Intens Care，1990，18(1)：31 - 37.

[2] HE L，XU J M，LIU S M，et al. Intrathecal dexmedetomidine alleviates shivering during cesarean delivery under spinal anesthesia [J]. Biol Pharm，Bull，2017，40(2)：169 - 173.

[3] LIU J，WANG Y，MA W. Shivering prevention and treatment during cesarean delivery under neuraxial anesthesia：a systematic review [J]. Minerva Anestesiologica，2018，84(12)：1393 - 1405.

68 椎管内分娩镇痛后最常见的严重并发症是什么?

为了研究产科麻醉的严重并发症发生率，SOAP 利用美国 30 所教学医院 5 年内的 25.7 万个剖宫产和阴道分娩麻醉或镇痛病例进行分析，发现 85 例与麻醉相关的严重并发症(约为 1/3 000 例产科麻醉)。报告最多的椎管内麻醉或镇痛的并发症为高位阻滞(58/85)，其次为呼吸停止(16/85)和意外的蛛网膜下腔置管(14/85)。高位阻滞的危险因素包括：肥胖、身高＜1.52 m、脊柱畸形、硬膜外麻醉失败后改做腰麻、硬膜外穿破后重新实施硬膜外阻滞。

📖 **参考文献**

[1] D'ANGELO R，SMILEY R M，RILEY E T，et al. Serious complications related to obstetric anesthesia the serious complication repository project of the society for obstetric anesthesia and perinatology [J]. Anesthesiology，2014，120(6)：1505 - 1512.

69 什么是硬膜外发热?

"硬膜外发热"(epidural fever)是一个不准确的概念。虽然大多数研究发现,接受硬膜外分娩镇痛的孕妇发热(≥38℃)的比例高于静脉注射阿片类药物镇痛的孕妇。但迄今为止,没有确凿的证据证实硬膜外分娩镇痛可以引起孕妇发热。

不使用硬膜外分娩镇痛的孕妇也会有体温升高的现象,虽然其发生率比使用硬膜外镇痛时低。

2020 年福建医科大学附属福建省妇幼保健院麻醉科发表的一篇包括 6 项随机对照研究、3 341 名患者的综述显示,虽然使用静脉注射瑞芬太尼患者自控镇痛的孕妇发热率比硬膜外分娩镇痛的显著降低($OR = 0.48$,$P = 0.02$),但是通过异质性分析排除 2 个试验后,两组孕妇的发热率没有差异。作者认为没有确凿的证据表明静脉注射瑞芬太尼患者自控镇痛的孕妇发热率比接受硬膜外分娩镇痛的低。

小样本前瞻性队列研究发现,体重指数增加、破膜时间延长均与孕妇体温升高有关,但硬膜外镇痛对孕妇体温没有影响。

根据目前的证据,我们觉得使用"硬膜外相关发热"(epidural analgesia associated fever)或"产程中发热"(intrapartum fever)比较适当。一般说,孕妇体温的升高在硬膜外镇痛后 4～6 h 内开始,并以 0.08～0.14℃/h 的速率升高。2019 年,复旦大学妇产科医院胡蓉等对 506 名孕妇的回顾性研究发现:硬膜外分娩镇痛 6 h 以上增加孕妇发热的风险,6 h 以内风险不增加。

硬膜外分娩镇痛中孕妇发热是一个非常热门的课题,但是,很多问题我们目前并没有确切的答案。

📖 参考文献

[1] LU G，YAO W，CHEN X，et al. Remifentanil patient-controlled versus epidural analgesia on intrapartum maternal fever：a systematic review and meta-analysis [J]. BMC Pregnancy Childbirth，2020,20(1)：151.

[2] FRÖLICH M A，ESAME A，ZHANG K，et al. What factors affect intrapartum maternal temperature? A prospective cohort study：maternal intrapartum temperature [J]. Anesthesiology，2012,117(2)：302 - 308.

[3] YIN HAND HU R. A cohort study of the impact of epidural analgesia on maternal and neonatal outcomes [J]. J Obstet Gynaecol Res，2019,45(8)：1435 - 1441.

70 硬膜外相关发热可能的机制是什么?

目前报道的接受硬膜外分娩镇痛的孕妇发热(≥38℃)的发生率为7%～46%,静脉注射阿片类药物镇痛时为1%～26%。发热的机制尚不清楚,也就是说,硬膜外镇痛和发热只是相关,并没有证据说明二者是因果关系。可能的病因包括:

(1)局部麻醉药可抑制中性粒细胞活性、吞噬作用、趋化性和细胞凋亡,引起细胞损伤,这些受伤的细胞释放出警报蛋白,导致细胞因子的产生和释放等连锁反应和炎症。有研究证明硬膜外相关的发热与中性粒细胞浸润的胎盘炎症有关,在没有绒毛膜羊膜炎或胎盘炎症的孕妇,无论接受硬膜外镇痛与否,发热率没有差异。另外,分娩本身也会引起炎症反应。在临产孕妇中,炎性标志物如 IL-6 和 IL-10 的水平比非临产者更高。研究发现入院时较高的 IL-6 和 IL-8 基线水平与孕妇发热存在关联。静脉或硬膜外给予激素对有硬膜外的孕妇发热有抑制作用。

(2)绒毛膜羊膜炎。研究发现产程延长、破膜时间增加和硬膜外镇痛后宫检次数增加等都是孕妇发热的危险因素。亚临床状态的绒毛膜羊膜炎也可能是孕妇发热的原因。如果孕妇有亚临床绒毛膜羊膜炎,她们会有子宫疼痛,而更有可能要求硬膜外镇痛。多项前瞻性研究表明,在分娩过程中自愿选择硬膜外镇痛的孕妇与选择其他镇痛方法的孕妇相比,发热的发生率更高。

(3)有效的硬膜外镇痛通过减少出汗和过度换气来减少散热,从而导致体温升高。

(4)分娩是一项体力劳动,因而是一个代谢率增加的产热过程。

(5)其他可能的原因:硬膜外后颤抖产热、分娩室的环境温度高。

虽然,阿片类药物对体温有调节作用,静脉注射芬太尼可以减少 IL-2 诱导的发热,但是硬膜外注射芬太尼却不能减少发热。蛛网膜下腔连续注射舒芬太尼可以引起孕妇体温升高,但硬膜外分娩镇痛药液里加与不加芬太尼对孕妇体温升高没有影响。所以,椎管内阿片类药物在孕妇发热中的作用还不确定。

📖 **参考文献**

[1] LI C J, XIA F, XU S Q, et al. Concerned topics of epidural labor analgesia：labor elongation and maternal pyrexia：a systematic review [J]. Chin Med J (Engl)，2020,133(5)：597-605.

[2] KHANNA P, JAIN S, THARIANI K, et al. Epidural fever：Hiding in the shadows [J]. Turk J Anaesthesiol Reanim, 2020,48(5)：350-355.

[3] SCOTT SEGAL. Labor epidural analgesia and maternal fever [J]. Anesth Analg, 2010,111(6)：1467-1475.

[4] TIAN F, WANG K, HU J, et al. Continuous spinal anesthesia with sufentanil in labor analgesia can induce maternal febrile responses in puerperas [J]. Int J Clin Exp Med, 2013,6(5)：334-341.

[5] CAMANN W R, HORTVET L A, HUGHES N, et al. Maternal temperature regulation during extradural analgesia for labour [J]. Br J Anaesth, 1991,67(5)：565-568.

71 硬膜外分娩镇痛时孕妇发热对母婴有什么危害？

研究发现，无论是否实施硬膜外分娩镇痛，产程中体温＞37.5℃的孕妇剖宫产和阴道器械助产率都是无发热孕妇的 3 倍。孕妇发热造成的新生儿并发症有：1 min 和 5 min 时的 Apgar 评分＜7 分、肌张力降低、面罩给氧治疗、复苏和惊厥的增加。但是这些并发症只与孕产妇有无发热有关，与有无硬膜外镇痛无关。

为了评估硬膜外分娩镇痛对孕妇发热、新生儿败血症、母亲和（或）新生儿菌血症，以及母亲和（或）新生儿抗生素治疗的影响，2020 年荷兰一项纳入 58 万名孕妇包含 12 项随机对照和 16 项观察性队列研究的荟萃分析发现：因为孕妇的感染发生率极低，母亲使用硬膜外镇痛的新生儿并没有因此得到更多的败血症评估，不能进行荟萃分析；观察性研究显示硬膜外组孕妇发热与接受抗生素治疗的风险增加（OR＝2.60，95%CI：1.31～5.17），但新生儿败血症、菌血症的风险以及抗生素的应用并未增加；作者认识到研究证据的质量不高，所以，硬膜外分娩镇痛相关的发热对母婴有何影响还需进一步研究。

📖 **参考文献**

［1］ LIEBERMANE，COHEN A，LANG J，et al. Maternal intrapartum temperature elevation as a risk factor for cesarean delivery and assisted vaginal delivery ［J］. Am J Public Health，1999,89：506-510.

［2］ GREENWELL E A，WYSHAK G，RINGER S A，et al. Intrapartum temperature elevation，epidural use，and adverse outcome in term infants ［J］. Pediatrics，2012,129(2)：e447-454.

［3］ JANSEN S，LOPRIORE E，NAAKTGEBOREN C，et al. Epidural-related fever and maternal and neonatal morbidity：A systematic review and meta-analysis ［J］. Neonatology，2020,117(3)：259-270.

72 硬膜外分娩镇痛时孕妇发热应如何处理？

当椎管内分娩镇痛的孕妇出现发热症状时，不论病因如何，首先应该给予对症支持治疗，包括降低室温、减少衣物和补液。研究发现，直肠或静脉给予对乙酰氨基酚对硬膜外相关发热没有降温效果。大剂量甲泼尼龙（100 mg，q4 h）具有很强的抗炎作用，能够抑制硬膜外相关发热，但它可能导致新生儿无症状菌血症，因此不建议使用。硬膜外注射 0.2 mg/ml 地塞米松可以抑制孕妇体内 IL-6 水平升高，却不能抑制孕妇体温升高。非甾体抗炎药是否能抑制硬膜外发热还未见到相关的研究报道。

ACOG 在诊断孕妇发热时，并不认为硬膜外分娩镇痛是主要原因，而更多考虑羊膜腔内感染，即绒毛膜羊膜炎，并据此分为 3 个不同的类别：①单独的孕妇发热；②可疑的羊膜腔内感染；③确诊的羊膜腔内感染。单独的孕妇发热定义为单次口腔温度≥39℃，或口腔温度持续在 38～38.9℃，30 min 后重复测仍然不降。可疑的羊膜腔内感染是基于临床的诊断，包括孕妇发热合并以下 1 种或多种现象：白细胞增多、脓性宫颈分泌物、胎儿心动过速。确诊的羊膜腔内感染是基于羊水检查结果阳性（革兰染色、葡萄糖水平或细菌培养结果阳性）或胎盘病理检查有组织学感染或炎症的证据。

因为在临床实践中，确诊孕妇的羊膜腔内感染多是基于分娩后的胎盘组织病理学检查，这不适用于相关医护人员管理正在分娩的孕妇。ACOG

建议对可疑和确诊羊膜腔内感染的孕妇使用退热药和抗生素。在塔夫茨医学中心，不管孕妇有没有硬膜外分娩镇痛，或是羊水破膜与否，只要孕妇体温≥38℃并有上述症状（胎心率＞160次/分、腹部压痛等），产科都会给孕妇对乙酰氨基酚和抗生素，而不是等待分娩结束确诊后再治疗，正确使用抗生素可以改善母婴临床结局。

在认识到短暂的低热也可能由于其他感染或测量误差、脱水、硬膜外镇痛等非感染因素引起的同时，ACOG 认为孕妇高热多是由羊膜腔内感染引起，所以，应该把单独发热的孕妇归于可疑的羊膜腔内感染类。有研究表明，无论孕妇发热是否由感染引起，对新生儿短期和长期的临床结局都有不良影响，ACOG 建议"应该考虑"给单独发热的孕妇使用抗生素，除非能找到其他引起孕妇发热的原因再根据病因治疗。如果发热病因是尿路感染或呼吸道感染，应针对性地使用抗生素。

南京市妇幼保健院的最新研究证实了 Mantha 等的结果，与连续硬膜外输注（continuous epidural infusion，CEI）相比，程控间歇性硬膜外脉冲注射（programmed intermittent epidural bolus，PIEB）镇痛可降低孕妇发热的发生率。新技术可能为孕妇发热的处理带来新的方法，也可能对孕妇发热机制的研究有所帮助。

📖 参考文献

［1］GOETZL L，RIVERS J，EVANS T，et al. Prophylactic acetaminophen does not prevent epidural fever in nulliparous women：a double-blind placebo-controlled trial［J］. J Perinatol, 2004,24(8)：471 - 475.

［2］GOETZL L，ZIGHELBOIM I，BADELL M，et al. Maternal corticosteroids to prevent intrauterine exposure to hyperthermia and inflammation：a randomized，double-blind，placebo-controlled trial［J］. Am J Obstet Gynecol, 2006,195(4)：1031 - 1037

［3］WANG L Z，HU X X，LIU X，et al. Influence of epidural dexamethasone on maternal temperature and serum cytokine concentration after labor epidural analgesia［J］. Int J Gynaecol Obste, 2011,113(1)：40 - 43.

［4］ACOG committee opinion No. 712：Intrapartum management of intraamniotic infection［J］. Obstet Gynecol. 2017,130(2)：e95 - e101.

[5] FAN Y, HOU W, FENG S, et al. Programmed intermittent epidural bolus decreases the incidence of intrapartum fever for labor analgesia in primiparous women: a randomized controlled study [J]. Arch Gynecol Obstet, 2019, 300(6): 1551 - 1557.

[6] MANTHA V R R, VALLEJO M C, RAMESH V, et al. The incidence of maternal fever during labor is less with intermittent than with continuous epidural analgesia: a randomized controlled trial [J]. Int J Obstet Anesth, 2008, 17(2): 123 - 129.

73 宫颈旁神经阻滞镇痛常见并发症有哪些?

产科医师有时会在第一产程时给孕妇做宫颈旁神经阻滞,其常见并发症主要是胎儿心动过缓。可能的原因是局部麻醉药使子宫动脉收缩,导致胎儿缺氧而使心率下降。所以,现在已经很少使用这种技术来做分娩镇痛了。

📖 参考文献

[1] LEFEVRE K L. Fetal heart rate pattern and postparacervical fetal bradycardia [J]. Obstet Gynecol, 1984, 64: 343 - 346.

74 分娩后的宫缩痛应如何处理?

宫缩疼痛是间歇性的。哺乳期间缩宫素的分泌使得子宫强烈收缩出现疼痛,产前子宫过度扩张(如多胎妊娠、羊水过多)的孕妇疼痛更为剧烈。这种疼痛通常在分娩后 1 周自行缓解,疼痛剧烈时可以使用对乙酰氨基酚、非甾体抗炎药(如布洛芬、双氯芬酸栓剂等)。如果单一药物不能缓解疼痛,也可以将两种药物联合应用。阿片类药物对这种疼痛的止疼效果不一定比非甾体抗炎药好,且可能出现呼吸抑制等不良反应,所以尽量不要使用。阴道分娩后很少出现严重疼痛,如果出现,应及时评估其他可能的原因。

📖 **参考文献**

[1] DEUSSEN A R, ASHWOOD P, MARTIS R, et al. Relief of pain due to uterine cramping/involution after birth [J]. Cochrane Database Syst Rev, 2020,10(10)：CD004908.

75 孕妇分娩后腰痛是否与椎管内镇痛穿刺有关?

这里需要分清两种腰痛：产后穿刺部位的急性疼痛和腰背部的慢性疼痛。穿刺部位的急性疼痛可能与硬膜外穿刺针造成的组织损伤有关,这种痛是局部的、短期的。虽然没见到文献报道这种腰痛的发生率和持续时间,但临床观察,一般在几天内受伤组织修复后疼痛就会消失。

关于慢性腰痛,20 世纪 90 年代初的回顾性研究提示,接受硬膜外镇痛的孕妇分娩后患慢性腰痛的人较多。但后来多个前瞻性随机对照试验证实,与没有接受任何镇痛或静脉注射阿片类药物镇痛的孕妇相比,硬膜外分娩镇痛后孕妇患慢性腰痛的发生率并不增加。2018 年 Cochrane 综述进一步证实,椎管内镇痛不会导致产妇出现慢性腰痛。

文献报道,产后腰痛的发生率为 21%～50%,危险因素包括产前有腰痛史和产后体重没有恢复正常。孕期和产程中肌肉骨骼的改变也可能造成慢性腰痛。

📖 **参考文献**

[1] MACARTHUR C, LEWIS M, KNOX E G. Investigation of long-term problems after obstetric epidural anaesthesia [J]. BMJ, 1992,304(6837)：1279-1282.

[2] WONG C A. Neurologic deficits and labor analgesia [J]. Reg Anesth Pain Med, 2004,29(4)：341-351.

[3] ANIM-SOMUAH M, SMYTH R M, CYNA A M, et al. Epidural versus non-epidural or no analgesia for pain management in labour [J]. Cochrane Database Syst Rev, 2018,5(5)：CD000331.

76 孕妇椎管内镇痛分娩后主诉大腿前外侧麻木、知觉缺失是怎么回事?

大腿前方及外侧皮肤感觉麻木,最可能的诊断是"感觉异常性股痛"(meralgia paresthetica),这是由于股外侧皮神经在腹股沟韧带下方受压、损伤所致,是最常见的产科神经损伤。疼痛表现为大腿前外侧烧灼感、刺痛、麻木,多为单侧,仅有感觉神经损伤,无肌力和反射的改变。其病因包括解剖变异(神经走行于腹股沟韧带之间)、腹腔内压力增大、肥胖、妊娠(向下牵拉腹股沟韧带)、长时间大腿屈曲(如分娩过程中的截石位)等导致神经受压迫;其他危险因素包括腰带压迫、腰椎前凸(如在怀孕期间)、糖尿病、创伤(如剖宫产术中牵拉或压迫)。

📖 **参考文献**

[1] WONG C A, SCAVONE B M, DUGAN S, et al. Incidence of postpartum lumbosacral spine and lower extremity nerve injuries [J]. Obstet Gynecol, 2003,101(2): 279 - 288.

77 孕妇分娩后下肢神经损伤症状和椎管内镇痛有关吗?

由于硬膜外分娩镇痛和产后神经损伤症状出现的时间关系,麻醉科医师常会被邀请进行会诊。虽然接受麻醉或镇痛的孕妇可能因其感觉减退或不常活动等而增加神经损伤的机会,但研究证实,产科原因导致的神经损伤的发生率约为1%,而麻醉或镇痛导致的神经损伤极少发生。Ruppen回顾分析了包括140万接受硬膜外分娩镇痛孕妇的27项研究发现,永久性神经损伤发生率为1/240 000,硬膜外血肿发生率为1/168 000,硬膜外脓肿发生率为1/145 000,短暂性神经损伤发生率为1/6 700,但这些神经损伤和硬膜外镇痛没有直接关系。2017年Haller等复习了19 840例接受硬膜外镇痛产妇的电子病历,发现19例(0.96‰)产妇在产后有下肢神经损伤,其中4例

(0.2‰)可能与麻醉有关,因为这4名产妇神经损伤的体表分布与硬膜外进针水平相符,而且其中3名在进针、置管或给药时有针刺感觉异常或疼痛。

美国西北大学对6 048名孕妇的分娩后电话采访研究发现,产后神经损伤症状的中位持续时间为2个月,也有研究显示产后神经损伤症状多在半年内自行消失。产后神经损伤有多种原因,包括第二产程延长(有神经损伤的比无神经损伤的孕妇在截石位用力分娩的时间要长),其他危险因素包括初产妇、巨大儿、胎位不正、分娩时(截石)体位、产钳助产、腰椎间盘突出、腰椎管狭窄等。

📖 **参考文献**

[1] WONG C A, SCAVONE B M, DUGAN S, et al. Incidence of postpartum lumbosacral spine and lower extremity nerve injuries [J]. Obstet Gynecol, 2003,101(2): 279 - 288.

[2] RUPPEN W, DERRY S, MCQUAY H, et al. Incidence of epidural hematoma, infection, and neurologica injury in obstetric patients with epidural analgesia/anesthesia [J]. Anesthesiology, 2006, 105 (2): 394 - 399.

[3] HALLER G, PICHON I, GAY F O, et al. Risk factors for peripheral nerve injuries following neuraxial labour analgesia: a nested case-control study [J]. Acta Anaesthesiol Scand, 2017,61(9): 1203 - 1214.

(78) 椎管内分娩镇痛会影响哺乳吗?

很多孕妇担忧实施分娩镇痛后药物会对新生儿有影响,使得部分孕妇要么拒绝分娩镇痛,要么分娩后拒绝第一时间母乳喂养。还有人担心椎管内分娩镇痛会降低母乳喂养的成功率。2016年French等系统评估了23篇关于硬膜外分娩镇痛和母乳喂养的研究:10项研究显示无影响,12项研究显示硬膜外镇痛与母乳喂养成功之间存在负相关,1项研究显示正相关。出现这种相互矛盾的结论是因为大部分文章是观察性研究,且样本量小、研究力度不足。此外,没有控制一些影响哺乳的因素,如缺乏镇痛的类型、剂量或分娩时使用其他干预措施的信息;母乳喂养成功的时间、定义和评估方法不统一；母乳喂养的意愿、家庭支持、是否需要返校或工作等，这些都可能影响评估硬膜外镇痛后母乳喂养的结果。

硬膜外镇痛液中的芬太尼经常被认为是影响产后哺乳的原因，而早期文献中研究结果也是冲突的。为了研究硬膜外芬太尼对哺乳的影响，Lee 等对 345 名妊娠 38 周以上、有过成功母乳喂养经历的经产妇进行了随机双盲对照研究。孕妇随机接受以下任何一种硬膜外镇痛液：0.1% 布比卡因、0.08% 布比卡因 + $1\,\mu g/ml$ 芬太尼、0.0625% 布比卡因 + $2\,\mu g/ml$ 芬太尼，母乳喂养率在产后 6 周分别为 97%、98%、94%（$P = 0.34$），在产后 3 个月时也没有区别（分别为 94%、96%、88%，$P = 0.10$）。芬太尼的累计剂量（差异 = $37\,\mu g$，95%CI：$-58 \sim 79\,\mu g$，$P = 0.28$）以及母体、脐静脉中芬太尼和布比卡因的浓度在产后 6 周停止母乳喂养和继续母乳喂养的孕妇之间没有差异。所以，对希望哺乳的孕妇来说，即使接受的硬膜外镇痛药中含有高达 $2\,\mu g/ml$ 芬太尼，对产后 6 周哺乳没有负面影响。

值得注意的是，Lee 的研究人群是经产妇，产程相对较短，只有 19% 的孕妇接受的芬太尼总量达到或超过 $150\,\mu g$。对初产妇、接受硬膜外分娩镇痛较早和芬太尼累计剂量较大的产妇来说，这个结论可能不适合，还需要做进一步研究。

母乳喂养的结果受上述诸多因素影响，虽然硬膜外分娩镇痛对产后哺乳的影响还有待于更多研究，但目前没有证据认为低浓度局部麻醉药复合阿片类药物硬膜外镇痛对产后哺乳有负面影响，而产后哺乳对母婴的好处已被很多研究证实。作为麻醉科医师，我们应该鼓励产后哺乳。

📖 参考文献

[1] FRENCH C A, CONG X, CHUNG K S. Labor epidural analgesia and breastfeeding: A systematic review [J]. J Hum Lact, 2016, 32: 507 - 520.

[2] LEE A I, MCCARTHY R J, TOLEDO P, et al. Epidural labor analgesia-fentanyl dose and breastfeeding success: A randomized clinical trial [J]. Anesthesiology, 2017, 127(4): 614 - 624.

[3] MARTIN E, VICKERS B, LANDOAU R, et al. ABM clinical protocol ♯ 28, peripartum analgesia and anesthesia for the breastfeeding mother [J]. Breastfeed Med, 2018, 13(3): 164 - 171.

79 硬膜外分娩镇痛会影响新生儿的 Apgar 评分吗?

Apgar 评分包括: 心率、呼吸、肌张力、神经反射和皮肤色泽 5 项指标的评估,每项包括 0 分、1 分、2 分三种分值。评分是在新生儿出生后 1 min、5 min 时进行,对评分 <7 的,继续每 5 min 评估一次,直到出生后 20 min。ACOG 和美国儿科学会(American Academy of Pediatrics)认为 Apgar 评分总分 7~10 分为正常;4~6 分表示中度异常;0~3 分为重度窒息,需要立即进行复苏。椎管内镇痛对新生儿的影响是所有人关心的问题,2011 年、2018 年的两篇 Cochrane 综述都表明 5 min 时的 Apgar 评分 <7 分的新生儿,在硬膜外镇痛、非硬膜外镇痛和没有分娩镇痛的孕妇中没有区别。2020 年解放军北部战区总医院宋佳等的研究中,6 901 例孕妇随机分为镇痛组($n=3687$ 例,0.1% 罗哌卡因 $+0.5\,\mu g/ml$ 舒芬太尼)和对照组($n=3214$),镇痛组根据镇痛时机的不同分为 Ⅰ 组(宫口 $<2\,cm$, $n=648$)、Ⅱ 组(宫口 2~3 cm, $n=1670$)、Ⅲ 组(宫口 3~4 cm, $n=803$)、Ⅳ 组(宫口 $\geqslant 4\,cm$, $n=566$),各组新生儿 1 min 和 5 min 时的 Apgar 评分差异均无统计学意义($P>0.05$)。

由此可见,目前的临床研究认为,硬膜外分娩镇痛不影响新生儿的 Apgar 评分。

📖 **参考文献**

[1] No authors listed. Committee opinion No. 644: The apgar score [J]. Obstet Gynecol, 2015,126(4): e52 - e55.

[2] ANIM-SOMUAH M, SMYTH R M, JONES L. Epidural versus non-epidural or no analgesia in labour [J]. Cochrane Database Syst Rev, 2011 (12): CD000331.

[3] ANIM-SOMUAH M, SMYTH R M, CYNA A M, et al. Epidural versus non-epidural or no analgesia for pain management in labour [J]. Cochrane Database Syst Rev, 2018,5(5): CD000331.

[4] 宋佳,王冬雪,王冰冰,等.不同时机实施分娩镇痛对初产妇产程和分娩方式及新生儿结局的影响[J].中华妇产科杂志,2020,55(7): 476 - 479.

80 硬膜外分娩镇痛对新生儿的远期智力有不良影响吗?

一项来自梅奥诊所的研究回顾了 1976—1982 年居住在明尼苏达州奥姆斯特德县 5 个乡镇的母亲所生的所有儿童的教育和医疗记录,以确定哪些儿童有学习障碍。在这个研究队列中,4 684 名母亲经阴道分娩,其中 1 495 名采用了椎管内分娩镇痛。研究人员在 1995—1996 学年期间,通过罗切斯特流行病学项目确定了出生队列中每个成员(仍住在罗切斯特、搬家或已故的,但不包括 5 岁前搬家或死亡的 2 830 人)的生活状况。结果显示,这些孩子(最大的 19 岁)学习障碍与椎管内分娩镇痛的使用没有关系(调整后的 OR = 1.05,95%CI:0.85~1.31,P = 0.63)。

2005 年以前的研究提示,硬膜外分娩镇痛不增加剖宫产率,但增加了使用器械助产的可能性。一项回顾性队列研究中,1964—1972 年出生在耶路撒冷的 52 282 名儿童,在 17 岁时进行了智力测试和医学检查,在调整混杂因素后,尽管使用产钳或负压分娩的胎儿与没有使用器械助产分娩的胎儿相比,有较小增加足、腿、头部和视网膜损伤的机会,但智力上各组没有区别,即负压和产钳分娩(硬膜外组)不会增加远期的认知障碍。

最近,北京大学第一医院王东信等认为,在硬膜外镇痛期间药物暴露对儿童神经发育的影响尚未得到充分的研究,如果有的话,影响也是轻微的。

📖 参考文献

[1] FLICK R P, LEE K, HOFE R E, et al. Neuraxial labor analgesia for vaginal delivery and its effects on childhood learning disabilities [J]. Anesth Analg, 2011,112(6):1424 - 31.

[2] SEIDMAN D S, LAOR A, GALE R, et al. Long-term effects of vacuum and forceps deliveries [J]. Lancet, 1991,337(8757):1583 - 1585.

[3] LIU Z H, WANG D X. Potential impact of epidural labor analgesia on the outcomes of neonates and children [J]. Chin Med J (Engl), 2020,133(19):2353 - 2358.

81 硬膜外分娩镇痛会导致胎儿成年后的药物成瘾吗？

网上曾经有文章流传说，香港助产士学院院长指出："国外有研究表明，分娩时使用过药物镇痛会让宝宝产生'印记效应'。此类药物的兴奋感会印刻在宝宝的脑中，有 50% 的宝宝在成年后，会因此对烟酒、药物，甚至毒品成瘾"。但该院长并没有告诉大家"国外研究"是什么。

这确实是一个严重而又严肃的问题，不能只是单凭口说，本书作者查找了 PubMed 文献。1990 年，Jacobson 等发表了一个回顾性病例对照研究，比较了于 1945—1966 年出生在瑞典斯德哥尔摩的 200 名阿片类药物瘾君子和他们的兄弟姐妹，发现母亲在分娩前 10 h 内接受阿片类药物、巴比妥类药物和笑气(>1 h)是婴儿成人后阿片成瘾的危险因素。

但是，此项研究除了不严谨地假设人类的印记与昆虫、鱼类、爬行动物和鸟类等动物一样外，还有很多方法学上不严谨的问题，包括：

(1) 比较时把 262 个兄弟姐妹中 8 个没有分娩记录的和 24 个瘾君子除外了。这是一种不合理的比较。阿片类药物滥用和阿片类药物依赖在《精神障碍诊断和统计手册(第 5 版)》(DSM‑5)中被合并为"阿片类用药障碍"一种诊断，包括滥用处方药，或经过非正当手段获得的阿片类药物，也包括使用非法获得的海洛因。根据美国药物滥用和心理健康管理局(Substance Abuse and Mental Health Administration，SAMHA)调查，在当今美国阿片类药物滥用的危机年代，2019 年有 1 000 万(3.7%)的人滥用阿片类药物，其中 74.5 万人使用海洛因。如果按 24/254(262 个对照，其中 8 个没有出生记录)计算，在作者的对照组中有 9.4% 的阿片药物滥用者。这个数字比现在全美 3.7% 的数字还高很多，可这部分人从对照组被排除出去了，这会造成严重的选择偏倚。

(2) 有 55 名(28%)瘾君子和 56 名(24%)对照组兄弟姐妹的病例没有母亲使用笑气的记录。缺失这些资料更多是因为助产士没有记录，而不是没有给药。对于阿片类药物和巴比妥类药物，没有病例记录，但是有医师处方。因为有些给药的数据缺失，所以不能用给药的剂量和次数来衡量比较用药总量，研究者只能创建一个综合药物分数(combined drug score，CDS)

来比较。综合药物分数定义为分娩前 10 h 内母亲接受阿片类药物或巴比妥酸盐,或笑气的次数,或任何这些药加起来的总次数。据此,作者认为综合药物分数与婴儿成年后阿片成瘾成正比,如果母亲接受过一次药物,婴儿成年后阿片成瘾的危险增加 1.7 倍;如果母亲接受过 3 次药物,婴儿成年后阿片成瘾的危险增加 4.7 倍。可以看出,这样的计算和比较是很不严格的,因此,结论也是令人质疑的。

(3) 那个年代的分娩镇痛,通常是母亲多次接受静脉 10～20 mg 吗啡或 50～100 mg 盐酸哌替啶,或是 50～2 000 mg 苯巴比妥(有时也用其他巴比妥酸盐)。这些药物、剂量和给药途径与现代硬膜外分娩镇痛截然不同。

(4) 研究中没有瘾君子和对照组的心理、精神和躯体健康等影响药物滥用因素的资料。基于现有研究,阿片类用药障碍的非遗传危险因素包括:药物滥用史、年轻人、严重疼痛和精神障碍。此外,儿童时期的受虐史,如性、身体或情感上的虐待或者被忽视也是危险因素。而 Jacobson 等的研究在调整危险因素时没有考虑这些与药物滥用相关的危险因素。

综上所述,这个研究充其量提示了分娩前 10 h 内,母亲接受静脉阿片药物,或吸入笑气镇痛,或巴比妥类药物镇静可能与婴儿成年后阿片成瘾相关,但相关不是因果关系。虽然硬膜外分娩镇痛中的芬太尼或舒芬太尼能够穿过胎盘,但对婴儿短期影响不大。在硬膜外局部麻醉药里加与不加芬太尼或舒芬太尼,新生儿 1 min 和 5 min 时的 Apgar 评分＜7 分、神经和适应能力评分(neurological and adaptive capacity scores, NACS)以及脐带动脉血 pH 值没有区别。目前硬膜外分娩镇痛对婴儿远期影响的研究极少。但是根据 Jacobson 的研究,我们没有根据推论硬膜外分娩镇痛会导致胎儿成年后的药物成瘾。这个问题仍有待进一步研究。

📖 **参考文献**

[1] JACOBSON B, NYBERG K, GRÖNBLADH L, et al. Opiate addiction in adult offspring through possible imprinting after obstetric treatment [J]. BMJ, 1990,301: 1067 - 1070.

[2] KAYE A D, JONES M R, KAYE A M, et al. Prescription opioid abuse in chronic pain: An updated review of opioid abuse predictors and strategies to curb opioid abuse: Part 1 [J]. Pain Physician, 2017,20(2S): S93.

［3］SANTO T JR，CAMPBELL G，GISEV N，et al. Prevalence of childhood maltreatment among people with opioid use disorder：A systematic review and meta-analysis ［J］. Drug Alcohol Depend，2021，219：108459.

［4］LOFTUS J R，HILL H，COHEN S E. Placental transfer and neonatal effects of epidural sufentanil and fentanyl administered with bupivacaine during labor ［J］. Anesthesiology，1995，83（2）：300－308.

［5］WANG K，CAO L，DENG Q，et al. The effects of epidural/spinal opioids in labour analgesia on neonatal outcomes：a meta-analysis of randomized controlled trials ［J］. Can J Anaesth，2014，61（8）：695－709.

82 硬膜外分娩镇痛会导致儿童出现自闭症吗？

2020 年 10 月 12 日，《美国医学会杂志》发表了一篇使用回顾性数据库的队列研究报告，认为分娩中硬膜外镇痛的应用与孩子日后发生自闭症的风险增加相关。文章发表后，立即引起学术界的重视和强烈反应。SOAP 联合美国麻醉医师学会（ASA）、小儿麻醉学会（SPA）、ACOG 和母胎医学学会（SMFM）立即发表声明，明确指出这篇文章"没有提供硬膜外分娩镇痛会导致自闭症的可信的科学依据"。代表 10 万多名医师的这 5 个医学学会在理解这篇文章可能引起孕妇焦虑的同时，向公众保证"母亲分娩过程中使用硬膜外镇痛与婴儿发生自闭症风险的相关性并不意味着因果关系"。

发现事物甲（医疗干预）与事物乙（临床结果）之间"相关"，并不能证明乙是甲引起的，或甲直接造成乙。例如，2012 年《新英格兰医学杂志》发表过一篇题为"食用巧克力、认知功能和诺贝尔奖获得者"的文章，结论是"食用巧克力可增强认知功能，增强的认知功能是获得诺贝尔奖的必要条件。但是否如观察到的现象所提示的，巧克力的消耗量与认知功能的改善相关？这还有待确定"。显而易见，诺贝尔获奖者可能爱吃巧克力，但爱吃巧克力的人不一定能获诺贝尔奖。在食用巧克力和获诺贝尔奖这两件"相关"的事之间有很多其他因素在起作用。这样大家就比较容易理解硬膜外分娩镇痛和自闭症"相关"的这篇文章了。所以，大家可以放心地推荐孕妇使用硬膜外镇痛。

📖 **参考文献**

［1］ QIU C，LIN J C，SHI J M，et al. Association between epidural analgesia during labor and risk of autism spectrum disorders in offspring［J］. JAMA Pediatr，2020，174(12)：1168 - 1175.

［2］ MESSERLI F H. Chocolate consumption，cognitive function，and Nobel laureates［J］. N Engl J Med，2012，367(16)：1562 - 1564.

第五章 病理产科及瘢痕子宫试产处理

83 怎样实施臀位外倒转术镇痛?

臀位外倒转术(external cephalic version,ECV)是在母体腹部应用外压手法将胎方位从臀位或横位转换为头位,以便孕妇能经阴道分娩的一种操作。ECV通常在妊娠36～39周之间进行,文献证实ECV可以降低整体剖宫产率,其成功率为35%～86%。有研究显示,在孕36周ECV成功后,有16.6%的胎儿在孕39周时会反转为臀位,为这些孕妇第二次实施ECV的成功率也可达76%。ECV的成功率受到产科医师的能力以及研究方法的异质性等因素的影响,椎管内镇痛可以减少ECV时患者的疼痛,增加患者满意度,且椎管内镇痛能使腹壁肌肉放松,更利于ECV的成功。Magro-Malosso等分析了2016年以前的9个随机对照研究(共934名孕妇)发现,与没有椎管内镇痛相比,接受椎管内镇痛的孕妇有更高的ECV成功率(58.4% $vs.$ 43.1%;RR=1.44,95%CI:1.27～1.64)、头位分娩(55.1% $vs.$ 40.2%;RR=1.37,95%CI:1.08～1.73)和阴道分娩(54.0% $vs.$ 44.6%;RR=1.21,95%CI:1.04～1.41)。同时,接受椎管内镇痛的孕妇剖宫产率更低(46.0% $vs.$ 55.3%;RR=0.83,95%CI:0.71～0.97)、孕妇更舒适(1.2% $vs.$ 9.3%;RR=0.12,95%CI:0.02～0.99)和视觉疼痛评分更低(平均差异-4.52,95%CI:-5.35～3.69)。其他临床结局,包括紧急剖宫产(1.6% $vs.$ 2.5%;RR=0.63,95%CI:0.24～1.70)、一过性胎心过缓(11.8% $vs.$ 8.3%;RR=1.42,95%CI:0.72～2.80),令人担忧的胎儿测试(6.9% $vs.$ 7.4%;RR=0.93,95%CI:0.53～1.64)和胎盘早剥(0.4% *vs*. 0.4%；RR=1.01，95%CI：0.06~16.1)两组没有区别。

目前对于 ECV 的镇痛采用最多的还是椎管内镇痛，包括腰麻、硬膜外或腰硬联合，实施方法与分娩镇痛常规操作相同：开放静脉、$L_{3~4}$ 或 $L_{2~3}$ 穿刺、给予试验剂量。目前关于 ECV 的最佳给药浓度尚未确定，在上海第一妇婴保健院刘志强团队的研究中，硬膜外组使用 1.73% 碳酸利多卡因 3 ml 试验剂量，5 min 后再分次追加 1.73% 碳酸利多卡因 10 ml；CSEA 组见脑脊液缓慢流出后，给予 2.5 mg 布比卡因，再置入硬膜外管给予 1.73% 利多卡因 3 ml，麻醉平面控制在 T_6。

尝试 ECV 后，无论成功与否，应常规进行持续的胎心仪监测。

文献复习发现，ECV 的成功率与椎管内镇痛或麻醉剂量成正相关。但是高剂量的椎管内镇痛或麻醉也伴随较多的母亲低血压和胎儿心动过缓。虽然罕见，但在 ECV 实施过程中可能发生持续胎心过缓(>10 min)、子宫破裂、脐带绞窄、子宫扭转等并发症，产科医师需要即刻行剖宫产，因此我们建议在 ECV 时使用椎管内麻醉，而不是镇痛。

📖 参考文献

[1] WALKER R，TURNBULL D，WILKINSON C. Strategies to address global cesarean section rates：a review of the evidence [J]. Birth，2002，29 (1)：28-39.

[2] KOK M，CNOSSEN J，GRAVENDEEL L，et al. Clinical factors to predict the outcome of external cephalic version：a metaanalysis [J]. Am J Obstet Gynecol，2008，199(6)：630.e1-7.

[3] GOETZINGER K R，HARPER L M，TUULI M G，et al. Effect of regional anesthesia on the success rate of external cephalic version：a systematic review and meta-analysis [J]. Obstet Gynecol，2011，118(5)：1137-44.

[4] 李海冰，方昕，赵青松，等.椎管内镇痛对孕妇臀位外倒转术的辅助疗效 [J].上海交通大学学报(医学版).2016,36(1)：89-92.

[5] REICHER L，LAVIE A，FOUKS Y，et al. Efficacy of a second external cephalic version (ECV) after a successful first external cephalic version with subsequent spontaneous reinversion to breech presentation：a retrospective cohort study [J]. Arch Gynecol Obstet，2021，303(4)：911-916.

［6］ SUYAMA F, OGAWA K, TAZAKI Y, et al. The outcomes and risk factors of fetal bradycardia associated with external cephalic version［J］. J Matern Fetal Neonatal Med, 2019,32(6): 922 - 926.

［7］ SULLIVAN J T, GROBMAN W A, BAUCHAT J R, et al. A randomized controlled trial of theeffect of combined spinal-epidural analgesia on the success of external cephalicversion for breech presentation［J］. Int J Obstet Anesth, 2009,18(4): 328 - 334.

［8］ MAGRO-MALOSSO E R, SACCONE G, DI TOMMASO M, et al. Neuraxial analgesia to increase the success rate of external cephalic version: a systematic review and meta-analysis of randomized controlled trials ［J］. Am J Obstet Gynecol, 2016,215(3): 276 - 86.

84 哪些孕妇应该提前放置硬膜外导管?

放置硬膜外导管可以提供安全、有效的分娩镇痛,在紧急剖宫产时提供快速有效的手术麻醉,从而避免全麻和全麻可能给母婴带来的不良后果。ASA 产科麻醉指南建议,对于有产科并发症或属于麻醉高危的孕妇可以考虑(在临产前)提前放置硬膜外导管。这些孕妇包括但不限于子痫前期、多胎妊娠、瘢痕子宫试产、肥胖孕妇、有气道障碍者等。2019 年,ACOG 同意支持 ASA 产科麻醉的建议。

📖 参考文献

［1］ Practice Guidelines for Obstetric Anesthesia: An Updated Report by the American Society of Anesthesiologists Task Force on Obstetric Anesthesia and the Society for Obstetric Anesthesia and Perinatology. ［No authors listed］ Anesthesiology. 2016,124(2): 270 - 300.

［2］ American College of Obstetricians and Gynecologists' Committee on Practice Bulletins-Obstetrics. ACOG practice bulletin no. 209: obstetric analgesia and anesthesia［J］. Obstet Gynecol, 2019,133(3): e208 - e225.

85 瘢痕子宫阴道试产的注意事项有哪些?

瘢痕子宫阴道试产(trial of labor after cesarean delivery,TOLAC)是指经历过剖宫产的妇女,无论其结局如何,计划通过阴道分娩,这种方法为降低剖宫产和希望阴道分娩的妇女提供了可能性——剖宫产后阴道分娩(vaginal birth after cesarean delivery,VBAC)。且对接受 VBAC 的孕妇来说,也避免了多次剖宫产带来的子宫切除术、肠道或膀胱损伤、输血、感染和异常胎盘等风险。

ACOG 的建议中提示了产科相关注意事项:

(1) 对经剖宫产或重大子宫手术的足月患者不应使用米索前列醇进行宫颈成熟或引产(Level A 证据)。

(2) 对有子宫破裂高风险者(如既往有经典子宫切口或 T 型切口、既往子宫破裂或广泛经宫底子宫手术和阴道分娩禁忌者(如既往有前置胎盘者)一般不适合计划进行 TOLAC(Level B 证据)。

(3) 对实施 TOLAC 的医院要求具有行即刻剖宫产和紧急抢救的设施和能力。

(4) 建议在 TOLAC 期间进行持续胎儿心率监测(连续的 FHR 电子监测是检测子宫破裂的最佳手段)和高级别的护理。

(5) 硬膜外分娩镇痛可以作为 TOLAC 的一部分(Level A 证据),因为,良好的镇痛可以鼓励更多的妇女选择 TOLAC,且硬膜外导管在紧急情况下可以为实施剖宫产提供快速、有效的麻醉。

另外,当 TOLAC 孕妇入住产房时,产科医师要及时通知麻醉科医师。麻醉科医师要及时访视孕妇,进行详细的病史采集和体检。还应和有关人员一起确保孕妇能有 18 号以上的静脉通路和备血血样送检。手术室也要做好即刻行剖宫产的准备。

📖 参考文献

[1] ACOG practice bulletin No. 205:Vaginal birth after cesarean delivery [J]. Obstet Gynecol,2019,133(2):e110 - e127.

［2］ JOHNSON C，ORIOL N．The role of epidural anesthesia in trial of labor ［J］．Reg Anesth，1990,15(6)：304－308．

86 施行硬膜外镇痛会掩盖瘢痕子宫破裂的症状吗？

不会。

人们往往担心硬膜外镇痛会掩盖 TOLAC 时子宫破裂的诊断，但事实上并非如此。子宫压痛和孕妇心动过速不是子宫瘢痕裂开或破裂的可靠症状和体征，而且子宫破裂时的腹痛非常剧烈，不会被硬膜外分娩镇痛浓度的局部麻醉药所掩盖。实际上，剖宫产后阴道试产是硬膜外预置管的指征之一，因为在急诊剖宫产或子宫破裂手术时，硬膜外可提供快速、安全、有效的手术麻醉。

TOLAC 时子宫破裂的风险比择期重复剖宫产时要高，但仍小于 1%。而重复（多次）剖宫产可能给母体带来更高的危险。所以 ACOG 鼓励符合条件的孕妇进行 TOLAC。研究显示，子宫破裂最常见的表现是胎心率异常（70%～76%），如胎儿心动过缓，其他症状和体征包括子宫收缩增加、阴道出血、胎儿下降位置改变。ACOG 认为，硬膜外分娩镇痛不会掩盖子宫破裂的症状和体征，也没有证据表明硬膜外镇痛是造成剖宫产后阴道试产失败的原因，且有效的镇痛可能会鼓励更多孕妇选择剖宫产后阴道试产。

📖 参考文献

［1］ RIDGEWAY J J，WEYRICH D L，BENEDETTI T J．Fetal heart rate changes associated with uterine rupture ［J］．Obstet Gynecol，2004,103(3)：506－512．

［2］ ZWART J J，RICHTERS J M，ORY F，et al．Bloemenkamp KWM，van Roosmalena J．Uterine rupture in the Netherlands：a nationwide population-based cohort study ［J］．BJOG，2009,116(8)：1069－1078．

［3］ BUJOLD E，GAUTHIER R J．Neonatal morbidity associated with uterine rupture：What are the risk factors ［J］? Am J Obstet Gynecol，2002,186(2)：311－314．

［4］ ACOG Practice Bulletin No. 205：Vaginal Birth After Cesarean Delivery ［J］. Obstet Gynecol，2019，133(2)：e110 - e127.

87　妊娠合并高血压的孕妇能进行分娩镇痛吗？

可以。

妊娠期高血压疾病是妊娠与血压升高并存的一组疾病，发病率为 5%～12%，包括妊娠高血压、慢性高血压、子痫前期和慢性高血压合并子痫前期 4 种类型，是孕产妇和围生期新生儿病死率升高的主要原因。其中妊娠期高血压是最常见的类型，子痫前期是较危重的临床类型。对于合并子痫前期的产科管理主要包括：①母胎监护；②高血压的诊治；③子痫的预防；④分娩方式和时机的选择。

没有严重症状的子痫前期孕妇的分娩镇痛方式与正常孕妇的方式几乎没有差异，但需要注意的是，子痫前期的病情是不断进展的，所以麻醉科医师需要加强监测，及早识别病情恶化，随时做好剖宫产的准备。

对于子痫前期的患者，麻醉前评估要点包括气道、母体血压、凝血功能和体液平衡等方面。在分娩期间，早期实施椎管内镇痛的主要优点是帮助控制高血压和剖宫产时无须全麻气道管理。持续硬膜外阻滞或腰硬联合阻滞之间并无明显利弊，是先兆子痫孕妇分娩期间控制疼痛的首选方法，其优点包括以下几点：

（1）提供良好的镇痛效果，减轻疼痛引起的血压波动。

（2）降低循环中儿茶酚胺及其他应激激素的水平。

（3）作为急诊剖宫产时硬膜外麻醉的快速启动方法，避免实施全身麻醉时可能遇到的困难气道和严重高血压等风险。

（4）改善子宫胎盘灌注，延迟子痫前期患者分娩时间，避免早产。

在没有禁忌证的情况下，建议对于所有先兆子痫患者尽早开始椎管内置管，特别是合并 HELLP 综合征、肥胖以及担心胎儿状况的产妇。总的来说，对于子痫前期患者硬膜外镇痛的实施，如局部麻醉药的选择、硬膜外间隙的识别、镇痛的维持等方面与正常孕妇并无不同。但是由于子痫前期的病理生理特点,以下事项需要引起麻醉科医师的注意:①凝血功能的变化,包括硬膜外穿刺置管以及拔除硬膜外导管时的凝血状态;②在硬膜外阻滞前不要过分扩容;③治疗低血压时使用升压药比大量补液更安全,以免肺水肿的发生。

📖 **参考文献**

[1] 谢幸,孔北华,段涛.妇产科学[M].9版.北京:人民卫生出版社,2018:83-91.

[2] CHESTNUT D H. Chestnut's obstetric anesthesia: Principles and practice [M]. 6th ed. Elsevier: Philadelphia, 2020: 845-879.

[3] Practice guidelines for obstetric anesthesia: An Updated Report by the American Society of Anesthesiologists Task Force on Obstetric Anesthesia and the Society for Obstetric Anesthesia and Perinatology [J]. Anesthesiology, 2016,124(2): 270-300.

88 对妊娠合并糖尿病的孕妇是否可以实施分娩镇痛?

可以。

妊娠合并糖尿病有两种情况,包括在原有糖尿病的基础上合并妊娠,又称糖尿病合并妊娠(约占 10%);另一种是妊娠前糖代谢正常,妊娠期才出现的糖尿病,称为妊娠糖尿病(gestational diabetes mellitus,GDM)(约占 90%)。其发生率在美国为 5%～20%,在我国为 1%～5%,但近年来有明显增加的趋势。糖尿病的诊断标准见表 5-1。

表 5-1 糖尿病诊断标准

1) 空腹血糖≥126 mg/dl(7.0 mmol/L),空腹指至少 8 h 没有热量摄入。或
2) 口服葡萄糖耐量试验(OGTT)中 2 h 血糖≥200 mg/dl(11.1 mmol/L)。试验应该遵照 WHO 制定的方法,将等同于 75 mg 无水葡萄糖的葡萄糖负荷剂量溶于水中口服。或
3) 糖化血红蛋白(HbA1c)≥6.5%。或
4) 具有高血糖典型症状或高血糖危象的患者,随机血浆葡萄糖水平≥200 mg/dl(11.1 mmol/L)

注:如缺乏明确的高血糖症证据,标准 1)～3)应再次重复测定。

糖尿病患者可发生多种急慢性并发症,主要的急性并发症包括糖尿病酮症酸中毒、非酮症性高渗性昏迷和低血糖。慢性并发症主要包括:①大血管并发症,如脑血管、冠状动脉和外周血管的动脉粥样硬化等;②微血管并发症,如肾脏病变和视网膜病变;③神经病变,包括感觉神经、运动神经、自主神经的病变等。

妊娠可使既往无糖尿病的孕妇发生 GDM,也可加重原有的糖尿病症状,对母婴的影响包括流产、妊娠期高血压、感染、羊水过多、巨大儿、胎儿生长受限、早产等。糖尿病本身并不是剖宫产的指征。

在阴道分娩时,GDM 不是椎管内镇痛的禁忌证。关于糖尿病孕妇麻醉管理的研究较少,在非孕妇糖尿病患者研究中,合并自主神经病变者会有心血管功能异常,全麻时需要较多使用升压药,在给 GDM 孕妇实施椎管内镇痛后处理低血压时可参考。其他糖尿病的并发症,如胃肠功能障碍、糖尿病关节僵直等的处理同非妊娠患者。另外,在做硬膜外镇痛前,要询问孕妇是否有外周神经病变的症状,如下肢麻木、针刺感等,并做感觉、运动神经体检和详细记录。

📖 **参考文献**

[1] CHESTNUT D H. Chestnut's obstetric anesthesia: Principles and practice [M]. 6th ed. Philadelphia: Elsevier, 2020: 1056 - 1065.
[2] 谢幸,苟文丽.妇产科学[M].8 版.北京: 人民卫生出版社,2013: 64 - 73.
[3] 谢幸,孔北华,段涛.妇产科学[M].9 版.北京: 人民卫生出版社,2018: 105 - 109.

89 对妊娠期急性脂肪肝的孕妇是否可以实施分娩镇痛?

妊娠期急性脂肪肝(acute fatty liver of pregnancy,AFLP)即可逆性围生期肝衰竭,发病率为 1/7000～1/10000,在双胎妊娠中更高,是妊娠期最常见的导致急性肝衰竭的疾病。其发生的病理生理机制为孕晚期发生的脂肪酸 β 氧化功能缺陷,导致肝脏脂肪微粒浸润(也可累及肾脏)。

AFLP 的早期症状没有特异性,包括厌食、恶心、呕吐、不适、疲劳和头痛，随病情进展可出现黄疸、水肿、高血压、低血糖、尿崩症和肝性脑病等，短期内可迅速出现暴发性肝肾衰竭（fulminant hepatic and renal failure，FHRF）、弥散性血管内凝血（disseminated intravascular coagulation，DIC）和急性呼吸窘迫综合征（acute respiratory distress syndrome，ARDS）。由于主要症状相似、常见于孕晚期、与初产和多胎妊娠有关，AFLP 常误诊为急性重症肝炎、先兆子痫或 HELLP 综合征。通过额外的实验室检查（如肾功能）可明确诊断。极少数情况需要经皮或颈静脉肝活检以鉴定肝细胞的微脂肪浸润才能确诊。

AFLP 是一个需要快速评估和治疗的紧急状况，数日内可发生肝衰竭和胎儿死亡。一旦明确诊断，应立即分娩或终止妊娠，分娩方式并不重要，重要的是尽快结束分娩。《中国产科麻醉专家共识》建议"一旦确诊或被高度怀疑为妊娠期脂肪肝时，治疗原则为无论病情轻重、病程早晚、均应在积极纠正凝血功能及症状的同时尽快结束妊娠，分娩方式首选剖宫产。"AFLP 经常很快发展为急性肝衰竭合并凝血障碍，使椎管内镇痛/麻醉不能实施。但是，在没有血管内容量明显减少或凝血功能障碍等椎管内阻滞的禁忌证时，椎管内镇痛或麻醉是患有肝病的孕妇阴道分娩和剖宫产的首选技术。

其他支持治疗包括输血、机械通气、透析、血浆置换、抗生素和 N–乙酰半胱氨酸。如果病情危重，应考虑进行肝移植治疗。麻醉科医师应预见到产后出血的可能性并做好相应准备，建立充足的静脉通路，并确保患有AFLP 的孕妇都有已经交叉配型的血液。

对于所有肝病的麻醉管理取决于肝损伤的程度。不言而喻，如果肝脏合成和代谢功能完整，可以使用与健康临产孕妇相同的麻醉管理方式；如果已经出现严重的肝功能损害，可以参考以下几点处理意见：

（1）评估肝损伤的程度。

（2）识别、评估潜在的全身系统异常，包括凝血功能障碍和容量状况。

（3）协助产科团队稳定分娩前产妇状况。

（4）无论阴道分娩或剖宫产，无禁忌证时最好使用椎管内镇痛/麻醉。

（5）实施椎管内阻滞前应排除凝血功能障碍。

（6）改善肝脏血流和氧合，预防进一步的肝损伤。

（7）认识药代动力学和药效动力学的改变。

（8）预防病毒性肝炎对医务人员的传染。

（9）加强术后监测，及早发现术后肝功能障碍。

参考文献

［1］CHESTNUT D H. Chestnut's obstetric anesthesia：Principles and practice［M］. 6th ed. Elsevier：Philadelphia，2020：1115－1122.

［2］谢幸，孔北华，段涛. 妇产科学［M］. 9 版，北京：人民卫生出版社，2018：94－95.

［3］中华医学会麻醉学分会.中国麻醉学指南与专家共识［M］.北京：人民卫生出版社，2017.

第六章　硬脊膜穿破后头痛

90 硬膜外分娩镇痛时硬脊膜穿破的发生率是多少？危险因素有哪些？

无意的硬脊膜穿破可发生在放置硬膜外镇痛导管时，也可发生在置管以后的任何时间。对产科患者的有关研究报道显示，硬膜外分娩镇痛时发生硬脊膜穿破的概率为 0.15%～1.5%。

危险因素有以下几点：

（1）操作者的经验不足。

（2）宫口扩张程度较大。因为疼痛较重，孕妇很难坐稳配合麻醉科医师操作。但没有研究说明"程度较大"是几厘米。

（3）进针较深（从皮肤到硬膜外腔的距离）。

（4）早期小样本研究提示，肥胖孕妇硬脊膜穿破的危险比非肥胖孕妇高，但近期包括4.6万名接受硬膜外分娩镇痛孕妇的回顾性研究没有发现体重指数（BMI）与硬脊膜穿破发生的概率有关。

用阻力消失方法判定是否抵达硬膜外时，注射器里用盐水或空气对硬脊膜穿破的发生率和硬脊膜脊穿破后头痛的发生率没有影响。

📖 **参考文献**

［1］CHOI P T, GALINSKI S E, TAKEUCHI L, et al. PDPH is a common complication of neuraxial blockade in parturients: a meta-analysis of obstetrical studies ［J］. Can J Anaesth, 2003, 50(5): 460 - 469.

［2］ TIEN J C, LIM M J, LEONG W L, et al. Nine-year audit of post-dural puncture headache in a tertiary obstetric hospital in Singapore ［J］. Int J Obstet Anesth，2016,28：34－38.

［3］ SPRIGGE J S, HARPER S J. Accidental dural puncture and post dural puncture headache in obstetric anaesthesia：presentation and management：A 23-year survey in a district general hospital ［J］. Anaesthesia，2008,63（1）：36－43.

［4］ ELTERMAN K G, TSEN L C, HUANG C C, et al. Influence of a night-float call system on the incidence of unintentional dural puncture：A retrospective impact study ［J］. Anesth Analg, 2015,120(5)：1095－1098.

［5］ ORBACH-ZINGER S, ASHWAL E, HAZAN L, et al. Risk factors for unintended dural puncture in obstetric patients：A retrospective cohort study ［J］. Anesth Analg, 2016,123(4)：972－976.

［6］ ANTIBAS P L, DO NASCIMENTO JUNIOR P, BRAZ L G, et al. Air versus saline in the loss of resistance technique for identification of the epidural space ［J］. Cochrane Database Syst Rev, 2014(7)：CD008938.

91　硬脊膜穿破后头痛的发生率是多少？　危险因素有哪些？

硬脊膜被硬膜外针穿破的患者，其头痛的发生率为52%～88%。

这里，我们可以和腰麻后头痛的发生率比较一下。腰麻（硬脊膜穿破）后头痛的发生率与腰麻针种类和型号有关，使用切割型针头（Quincke或Atraucan）比笔尖型针头（Whitacre或Sprotte）头痛的发生率高。虽然最新的研究再次证实，腰麻针的类型对腰麻后头痛的发生率影响更大，而使用同种类型的针，腰麻后头痛的发生率与针的大小关系不大（随着针的直径增大而增高，但没有统计学意义）。但一般来说，腰麻针越粗，腰麻后头痛的发生率越高。20世纪80～90年代研究了使用Quincke型腰麻针后的头痛发生率：27G为2.9%，26G为5.6%，25G为6.4%，24G为11.2%。使用Whitacre型腰麻针后的头痛发生率：27G为1.7%，25G为2.2%。

硬脊膜穿破后头痛的危险因素有以下几点：

（1）年轻人，特别是40岁以下。

（2）女性，因为她们的脑血管反应性较强。

（3）有硬脊膜穿破后头痛史。

（4）有慢性头痛史。

（5）经阴道分娩（第二产程用力屏气，使脑脊液外流增多导致蛛网膜下腔压力明显降低）。

（6）直径大的硬膜外针。虽然 Sprotte 硬膜外针不常用，但研究表明，如果硬脊膜被较小的 18G Sprotte 针穿破，硬脊膜穿破后头痛的发生率比使用 17G Tuohy 针低 45%。而 16G 针头穿破硬脊膜后头痛的相对风险是 18G 的 2 倍（RR = 2.21，95%CI：1.4～2.6，$P = 0.005$）。

（7）肥胖患者和非肥胖者相比，在硬脊膜穿破后，头痛的发生率是否存在差异仍存有争议。美国西北大学 2015 年发表的一篇 10 年病例复习回顾研究提示，肥胖孕妇（BMI＞31.5 kg/m²）硬脊膜穿破后头痛的发生率比较低。然而，后来的回顾性研究没有发现肥胖对硬脊膜穿透后头痛的保护作用。

📖 **参考文献**

［1］ CHOI P T，GALINSKI S E，TAKEUCHI L，et al. PDPH is a common complication of neuraxial blockade in parturients：a meta-analysis of obstetrical studies［J］. Can J Anaesth，2003，50（5）：460 - 469.

［2］ SPRIGGE J S，HARPER S J. Accidental dural puncture and post dural puncture headache in obstetric anaesthesia：presentation and management：A 23-year survey in a district general hospital［J］. Anaesthesia，2008，63（1）：36 - 43.

［3］ CHESTNUT D H. Chestnut's obstetric anesthesia：Principles and practice［M］. 6th ed. Philadelphia：Elsevier，2020：731.

［4］ KHLEBTOVSKY A，WEITZEN S，STEINER I，et al. Risk factors for post lumbar puncture headache［J］. Clin Neurol Neurosurg，2015，131：78 - 81.

［5］ FRANZ A M，JIA S Y，BAHNSON H T，et al. The effect of second-stage pushing and body mass index on postdural puncture headache［J］. J Clin Anesth，2017，37：77 - 81.

［6］ PERALTA F，HIGGINS N，LANGE E，et al. The relationship of body mass index with the incidence of postdural puncture headache in parturients［J］. Anesth Analg，2015，121（2）：451 - 456.

［7］ SONG J，ZHANG T，CHOY A，et al. Impact of obesity on post-dural puncture headache［J］. Int J Obstet Anesth，2017，30：5 - 9.

［8］ COHN J, MOAVENI D, SZNOL J, et al. Complications of 761 short-term intrathecal macrocatheters in obstetric patients: a retrospective review of cases over a 12-year period［J］. Int J Obstet Anesth, 2016,25: 30 - 36.

［9］ MORLEY-FORSTER P K, SINGH S, ANGLE P, et al. The effect of epidural needle type on postdural puncture headache: a randomized trial ［J］. Can J Anaesth, 2006,53(6): 572 - 578.

［10］ RUSSELL I F. A prospective controlled study of continuous spinal analgesia versus repeat epidural analgesia after accidental dural puncture in labour ［J］. Int J Obstet Anesth, 2012,21(1): 7 - 16.

92 有偏头痛史的患者是否会增加硬脊膜穿破后头痛的危险?

有偏头痛史的孕妇是否更容易出现硬脊膜穿破后头痛,目前未见相关研究。

一项非产科的前瞻性研究纳入了 160 名有偏头痛史的患者和 53 名年龄、性别匹配的健康志愿者,评估腰穿后头痛的特征。腰穿时取左侧卧位,使用 0.9 mm(20G)Quincke 腰穿针收集 14 ml 脑脊液,硬脊膜穿破后头痛的总发生率为 32.2%。年轻、体重指数低、腰穿后立即出现严重头痛和侧卧位穿刺失败后坐位取样是头痛发生的危险因素,有偏头痛病史不是硬脊膜穿破后头痛发生的危险因素。硬脊膜穿破后头痛的持续时间两个组也无区别,且腰穿没有诱发偏头痛。但是这个研究的人群是腰穿患者,不是硬膜外针穿刺后头痛患者,因此其结论的可信度尚不足。

参考文献

［1］ VAN OOSTERHOUT WPJ, VAN DER PLAS AA, VAN ZWET EW, et al. Postdural puncture headache in migraineurs and nonheadache subjects A prospective study［J］. Neurology, 2013,80(10): 941 - 948.

93 腰硬联合会增加硬脊膜穿破后头痛的发生率吗?

前瞻性观察 2 100 多名孕妇,使用 18G 硬膜外针和 27G Whitacre 腰麻针进行椎管内穿刺,产后1周内电话随访患者,硬脊膜穿破后头痛的发生率在腰硬联合组为1.2%,单纯硬膜外组为1.6%。此研究没有比较腰硬联合和腰麻后硬脊膜穿破后头痛的发生率,但有文献报告使用27G Whitacre针腰麻后头痛的发生率为1.7%。另一个包括2 700名孕妇、产后随访5天的回顾性研究发现,硬脊膜穿破后头痛的发生率在腰硬联合组为0.43%,单纯硬膜外组为0.45%,使用27G或29G(类型不详)腰麻针对硬脊膜穿破后头痛的发生率也没有影响。

总之,就现有研究看,与单纯硬膜外或是腰麻比较,腰硬联合不会增加硬脊膜穿破后头痛的发生率,但需要更多高质量研究来证实这点。

📖 **参考文献**

［1］MARK C. NORRIS M C, FOGEL S T, et al. Combined spinal-epidural versus epidural labor analgesia [J]. Anesthesiology, 2001, 95: 913 - 920.

［2］VAN DE VELDE M, TEUNKENS A, HANSSENS M, et al. Post dural puncture headache following combined spinal epidural or epidural anaesthesia in obstetric patients [J]. Anaesth Intensive Care, 2001, 29: 595 - 599.

94 硬脊膜穿破后如何继续进行镇痛?

硬脊膜穿破后,应该立即停止进针,并把针芯放回去,避免更多脑脊液外流。特别提醒:不要把注射器里的脑脊液推回去,以免不慎将空气注入蛛网膜下腔造成颅内积气。

是通过硬膜外针放置蛛网膜下腔导管?还是将硬膜外针拔出后重新进行硬膜外穿刺置管?目前尚无指南。有人对SOAP会员进行调查发现,75%的人选择重新放置硬膜外导管,25%的人会将硬膜外导管通过硬膜外针置于蛛网膜下腔。年轻医师和经常做产科麻醉的医师更多时候是通过硬膜外针将导管放入蛛网膜下腔。

蛛网膜下腔置管的优点:①镇痛效果迅速、肯定,特别是在中转剖宫产时,加药后能迅速达到外科麻醉水平;②避免了再次硬脊膜穿破的危险,文献报道重新穿刺时,再次打穿的概率为 5%～9%(Bolden,2016；Russell,2012)。但有人担心蛛网膜下腔置管会增加感染(脑膜炎、蛛网膜炎等)的机会。此外,蛛网膜下腔置管有一定的镇痛失败率,虽然报道的失败率不同,但 Jagannathan 等的回顾性研究发现,蛛网膜下腔置管镇痛失败率高于硬膜外重新置管(14% *vs*. 0.2%,$P = 0.005$)。

　　硬脊膜穿破后如何处理可以根据医师的经验和所在医院的规定而定。如果是蛛网膜下腔置管,一定要标记清楚是连续腰麻镇痛(不是硬膜外镇痛),并向患者及所有相关医护人员讲清楚,在交接班时更要交代明白,以免在蛛网膜下腔管中注入硬膜外的药物而给患者带来危险。

📖 参考文献

[1] BAYSINGER C L, POPE J E, LOCKHART E M, et al. The management of accidental dural puncture and postdural puncture headache: a North American survey [J]. J Clin Anesth, 2011,23(5): 349-360.

[2] BOLDEN N, GEBRE E. Accidental dural puncture management: 10-year experience at an academic tertiary care center [J]. Reg Anesth Pain Med, 2016,41: 169-174.

[3] RUSSELL I F. A prospective controlled study of continuous spinal analgesia versus repeat epidural analgesia after accidental dural puncture in labour [J]. Int J Obstet Anesth, 2012,21: 7-16.

[4] JAGANNATHAN D K, ARRIAGA A F, ELTERMAN K G, et al. Effect of neuraxial technique after inadvertent dural puncture on obstetric outcomes and anesthetic complications [J]. Int J Obstet Anesth, 2016,25: 23-29.

95　硬脊膜穿破后如何重新放置硬膜外导管?

　　如果重新放置硬膜外导管,是另选间隙还是在原间隙穿刺,指南没有提供建议,文献报道中在同一间隙或不同间隙重新穿刺的都有。有时候出现硬脊膜穿破是因为所选间隙存在问题,更换间隙或许可以避免在同一间隙遇到同样的问题。至于是选择上一间隙还是下一间隙并没有规定,应以容易穿刺和放置硬膜外管为准。

重新放置硬膜外管后,硬膜外给药量是否要降低呢? 虽然文献中没有系统研究,但个案报道在硬脊膜穿破后,继续使用硬膜外镇痛会导致高位感觉阻滞。在 SOAP 会员调查中,1/3 的受访者在硬脊膜穿破后会降低硬膜外镇痛药物的剂量。我们认为,在这种情况下应该密切观察患者,硬膜外给药量应根据患者体征和镇痛效果而定。

硬脊膜穿破后,重新实施硬膜外阻滞或是直接在蛛网膜下腔置管是否影响分娩方式? 目前没有相关的前瞻性研究。Jagannathan 等人的回顾性研究纳入 235 名硬脊膜穿破的孕妇,172(73%)名孕妇接受了蛛网膜下腔置管,63(27%)名妇女接受了硬膜外重新置管,两组产妇的第二产程和剖宫产率均没有区别。

📖 **参考文献**

[1] RUTTER S V, SHIELDS F, BROADBENT C R, et al. Management of accidental dural puncture in labour with intrathecal catheters: An analysis of 10 years' experience [J]. Int J Obstet Anesth, 2001,10(3): 177 - 181.

[2] BAYSINGER C L, POPE J E, LOCKHART E M, et al. The management of accidental dural puncture and postdural puncture headache: a North American survey [J]. J Clin Anesth, 2011,23(5): 349 - 360.

[3] JAGANNATHAN D K, ARRIAGA A F, ELTERMAN K G, et al. Effect of neuraxial technique after inadvertent dural puncture on obstetric outcomes and anesthetic complications [J]. Int J Obstet Anesth, 2016,25: 23 - 29.

96 硬脊膜穿破后的注意事项有哪些?

硬脊膜穿破后的注意事项包括以下几点:

(1)在做硬膜外分娩镇痛之前签署知情同意书时,硬脊膜穿破后头痛发生的风险及相应的治疗应该作为硬膜外分娩镇痛的不良反应和并发症之一向孕妇交代。

(2)在硬脊膜穿破后,应如实向孕妇说明,并告知治疗上有保守和有创两类方法。保守治疗包括平卧、口服或静脉补液、预防便秘和止痛药物治疗。卧床期间应考虑深静脉血栓预防治疗。有创治疗包括硬膜外血补丁、神经节阻滞。

（3）麻醉科医师应该每天随访患者的头痛情况，并进行神经系统检查，以及早发现引起头痛的其他病因。

（4）与患者的交谈，患者及家属的反应，以及体检、治疗及效果和病情发展等情况均要详细记录在案。

📖 参考文献

［1］ CHESTNUT D H. Chestnut's obstetric anesthesia: Principles and practice ［M］. 6th ed. Philadelphia: Elsevier，2020：730 - 738.

97 硬脊膜穿破后头痛什么时候出现？ 如何诊断？

根据国际头痛学会（International Headache Society，IHS）的定义，硬脊膜穿破后头痛是由于硬脊膜穿破后脑脊液外流，脑脊液压降低所引起。硬脊膜穿破后头痛可伴有颈部疼痛、耳鸣、听力改变、畏光和恶心等症状，多发生于硬脊膜穿破后 5 天内，并于 2 周内自然缓解，或是在硬脊膜外自体血补丁后缓解。

头痛可以在患者坐（站）起来后马上出现，也可能几分钟甚至几小时后出现。值得注意的是，直立位头痛是硬脊膜穿破后头痛的一个特点，但不是诊断依据，有 5.6% 的患者会有不典型的、非体位性硬脊膜穿破后头痛，这些患者往往以颈部、背部或腰部僵硬或疼痛，或是视物障碍、眩晕等为首发症状。

此外，有研究显示，42%～60% 的患者有明显的硬脊膜穿破史，而其他患者是因为从硬膜外管中回吸出脑脊液，或是给药后出现典型的蛛网膜下腔阻滞，或是出现典型的硬脊膜穿破后头痛症状才知道有硬脊膜穿破。也就是说，硬脊膜穿破后头痛的患者不一定有明显的硬脊膜穿破史，或者麻醉科医师在做硬膜外分娩镇痛时没有看到脑脊液外流。

虽然根据诊断标准头痛是在硬脊膜穿破后 5 天内发生，但是针对产科患者的荟萃分析报道,包括所有类型硬膜外针的研究在内,硬脊膜穿破后头痛可以在硬脊膜穿破后 6 天内出现。另一个回顾性研究报道,用 16G 的 Tuohy 针穿破硬脊膜后,有 36% 的患者头痛马上出现,另有 36% 的患者在 24 h 内出现。也就是说,72% 的患者是在 24 h 内出现头痛,28% 的是在 24 h 之后出现。还有一例个案报道,典型的硬脊膜穿破后头痛发生在硬膜外分娩镇痛后的第 12 天。

📖 **参考文献**

[1] Headache Classification Committee of the International Headache Society (IHS). The International Classification of Headache Disorders, 3rd edition [J]. Cephalalgia, 2018,33(9):629-808.

[2] LOURES V, SAVOLDELLI G, KERN K, et al. Atypical headache following dural puncture in obstetrics [J]. Int J Obstet Anesth, 2014, 23 (3):246-252.

[3] CHOI P T, GALINSKI S E, TAKEUCHI L, et al. PDPH is a common complication of neuraxial blockade in parturients: a meta-analysis of obstetrical studies [J]. Can J Anaesth, 2003,50(5):460-469.

[4] WILLIAMS E J, BEAULIEU P, FAWCETT W J, et al. Efficacy of epidural blood patch in the obstetric population [J]. Int J Obstet Anesth, 1999,8(2):105-109.

[5] REAMY B V. Post-epidural headache: How late can it occur [J]? J Am Board Fam Med, 2009,22:202-205.

98 硬脊膜穿破后有哪些并发症?

硬脊膜穿破后除了头痛、影响日常生活、延长住院时间等显而易见的问题外,文献中报道的并发症还包括硬脑膜下血肿、脑神经麻痹导致复视和听力丧失、脑静脉血栓形成以及产后抑郁等。由于病例数量较少,这些并发症的发生率并不清楚。

Ranganathan 等对 308 名有硬脊膜穿破史孕妇的病历进行了分析,在既往(头痛、背痛、颈部疼痛、听觉和视觉症状)病史相同的孕妇,与没有硬脊膜穿破史的患者比较,有硬脊膜穿破史患者发生慢性(>6 周)头痛(34.9%

vs．2.2%，*P*<0.001）、腰痛（58.1% *vs*．4.4%，*P*<0.001）和颈项痛（14.0% *vs*．0%，*P*=0.02)的人明显更多,而慢性听觉和视觉病理症状在两组没有区别。

　　Webb 等另对 40 名有硬脊膜穿破史的孕妇在 12～24 个月后进行电话随访发现,慢性头痛的发生率明显高于匹配对照组（28% *vs*．5%，*P*=0.0129),慢性腰痛的发生率也明显高于匹配对照组（43% *vs*．15%，*P*=0.0250）。但是接受硬膜外自体血补丁治疗的孕妇慢性头痛的发生率比接受保守治疗的低,而且硬膜外血补丁治疗也不增加慢性腰背部痛的风险。

📖 参考文献

[1] ZEIDAN A, FARHAT O, MAALIKI H, et al. Does postdural puncture headache left untreated lead to subdural hematoma? Case report and review of the literature [J]. Int J Obstet Anesth, 2006,15(1)：50‐58.

[2] NISHIO I, WILLIAMS B A, WILLIAMS J P. Diplopia：a complication of dural puncture [J]. Anesthesiology, 2004,100(1)：158‐164.

[3] KATE M P, THOMAS B, SYLAJA P N. Cerebral venous thrombosis in post-lumbar puncture intracranial hypotension：case report and review of literature [J]. F1000 Res, 2014,3：41.

[4] MEZZACAPPA A, ISABELLE N, JEAN-BAPTISTE C, et al. Long-term postpartum headache：PDPH associated with major depression [J]. Pain Physician, 2016,19：E1105‐E1107.

[5] TIEN J C, LIM M J, LEONG W L, et al. Nine-year audit of post-dural puncture headache in a tertiary obstetric hospital in Singapore [J]. Int J Obstet Anesth, 2016,28：34‐38.

[6] BOOTH J L, PAN P H, THOMAS J A, et al. A retrospective review of an epidural blood patch database：the incidence of epidural blood patch associated with obstetric neuraxial anesthetic techniques and the effect of blood volume on efficacy [J]. Int J Obstet Anesth, 2017,29：10‐17.

[7] RANGANATHAN P, GOLFEIZ C, PHELPS A L, et al. Chronic headache, and backache are long-term sequelae of unintentional dural puncture in the obstetric population [J]. J Clin Anesth, 2015,27(3)：201‐206.

[8] WEBB C A, WEYKER P D, ZHANG L, et al. Unintentional dural puncture with a tuohy needle increases risk of chronic headache [J]. Anesth Analg, 2012,115(1)：124‐132.

99 硬脊膜穿破后发生头痛的可能的病理生理机制是什么?

硬脊膜穿破后脑脊液外流,脑脊液压力降低是造成头痛的主要原因。成人每天大约生成 500 ml 脑脊液,平均 150 ml 脑脊液存在于蛛网膜下腔。如果失去超过 10%(15 ml)的脑脊液,就会发生体位性头痛。志愿者研究证实,抽出 20 ml 脑脊液可以出现头痛,向蛛网膜下腔打回同样体积的生理盐水,恢复脑脊液压力后头痛立即消失。

有两种理论试图解释为什么脑脊液压力降低会引起头痛。一种理论认为,由于脑脊液的减少,患者直立时脑脊液从颅腔内流至椎管内,并使部分脑组织下垂进入大脑孔,拉动了脑膜、血管和神经上的痛觉敏感结构而造成头痛。脑组织下垂也可能导致脑神经受压,这也可以解释为什么有些患者会出现脑神经麻痹。第二种理论认为,如果脑脊液丢失,必然导致脑血管扩张、脑血流增加以保持颅内总体积恒定,脑血管扩张是导致头痛的原因。以上两种理论都有影像学证据。

📖 **参考文献**

[1] CHESTNUT D H. Chestnut's obstetric anesthesia: Principles and practice [M]. 6th ed. Philadelphia: Elsevier, 2020: 732.

[2] BEZOV D, LIPTON R B, ASHINA S. Post-dural puncture headache: part I diagnosis, epidemiology, etiology, and pathophysiology [J]. Headache, 2010,50(7): 1144 - 1152.

[3] TURNBULL D K, SHEPHERD D B. Post-dural puncture headache: pathogenesis, prevention and treatment [J]. Br J Anaesth, 2003,91(5): 718 - 729.

100 硬脊膜穿破后有预防头痛的措施吗?

一项含有 90 名孕妇的随机对照研究显示,分娩结束后 30 min 静脉注射 1 mg 的替可克肽(一种促肾上腺皮质激素的类似物,注射时间 5 min),可以降低硬脊膜穿破后头痛的发生率和减少硬膜外血补丁的需要。小样本研究显示,硬膜外间隔 24 h 注射 2 次吗啡,每次 3 mg,也可以减少硬脊膜穿破后头痛的发生率和硬膜外血补丁的需要。但向蛛网膜下腔注射吗啡或芬太尼对硬脊膜穿破后头痛没有预防作用。2020 年,《麻醉学》杂志发表的随机双盲对照研究也证实,在硬脊膜穿破后放置蛛网膜下腔导管进行分娩镇痛的孕妇,分娩后经蛛网膜下腔管预防性注射 150 μg 吗啡并不能减少硬脊膜穿破后头痛的发生率和严重程度。

2013 年,Cochrane 的一项包括任何原因(腰穿、腰麻、蛛网膜下腔药物注射、脊髓造影和硬膜外麻醉等)导致硬脊膜穿破的系统回顾发现,硬膜外注射吗啡和静脉注射氨茶碱可以降低硬脊膜穿破后头痛的发生率。在腰麻下行剖宫产的患者,静脉注射地塞米松不但不能减少硬脊膜穿破后头痛的发生,还可能增加术后头痛的发生。口服咖啡因对预防硬脊膜穿破后头痛也没有帮助。

Cochrane 2016 年的一篇综述认为,硬脊膜穿破后卧床并不能预防头痛的发生,而且与产后马上行走的孕妇相比,头痛的发生率还会更高。因为缺乏高质量的研究,静脉补液对硬脊膜穿破后头痛的预防效果也不确定。

📖 **参考文献**

[1] HAKIM S M. Cosyntropin for prophylaxis against postdural puncture headache after accidental dural puncture [J]. Anesthesiology, 2010, 113 (2): 413 - 420.

[2] AL-METWALLI R R. Epidural morphine injections for prevention of post dural puncture headache [J]. Anaesthesia, 2008, 63(8): 847 - 850.

[3] PERALTA F M, WONG C A, HIGGINS N, et al. Prophylactic intrathecal morphine and prevention of post-dural puncture headache. A randomized double-blind trial [J]. Anesthesiology, 2020, 132(5): 1045 - 1052.

[4] BASURTO ONA X, URIONA TUMA S M, MARTÍNEZ GARCÍA L, et al. Drug therapy for preventing post-dural puncture headache [J]. Cochrane Database Syst Rev, 2013(2): CD001792.

[5] AREVALO-RODRIGUEZ I, CIAPPONI A, ROQUÉ I FIGULS M, et al. Posture and fluids for preventing post-dural puncture headache [J]. Cochrane Database Syst Rev, 2016, 3(3): CD009199.

101 硬脊膜穿破后通过硬膜外导管实施预防性血补丁对预防头痛有效吗？

这是一个有争议的问题。

2010 年发表的一篇综述结果显示：5 个非随机对照试验提示，预防性血补丁可以明显降低头痛发生率（RR = 0.48，95%CI：0.23～0.99），但随机分组对照试验没有证实这点（RR = 0.32，95%CI：0.10～1.03）。2012 年又一篇综述发现，虽然预防性血补丁似乎不能减少产科患者硬脊膜穿破后头痛的发生率，却能降低头痛的严重性，缩短头痛的持续时间。最近的研究是 2014 年发表的一项随机对照非双盲试验，包含 109 例因硬膜外镇痛或麻醉而穿破硬脊膜的孕妇。预防性血补丁组有 18.3%（11/60），对照组有 79.6%（39/49）的人出现硬脊膜穿破后头痛（P<0.000 1），而且对照组中有 73.4% 的患者需要行硬膜外血补丁治疗。但是两组患者中需要第 2 次血补丁治疗的人数没有差异，预防性血补丁组为 10%，对照组为 11%。

因为目前没有高质量的研究，所以大多数人不建议做预防性血补丁治疗。我们认为，是否做预防性血补丁治疗，可以根据医师经验和患者具体情况而定。如果要做，一定要等到患者神经阻滞效果消失、运动感觉功能恢复后再做，以免操作期间脑脊液压力升高，脑脊液中残留的局部麻醉药被挤向头侧造成高位椎管内阻滞，也便于在操作中观察患者是否出现新的不适。另外，文献中有个案报道，预防性血补丁治疗后患者有患败血症的，文章作者认为可能是因为硬膜外导管在分娩过程中已经被污染了。所以，在做此项治疗之前要考虑，并向患者交代这些利弊。

📖 **参考文献**

［1］ APFEL C C, SAXENA A, CAKMAKKAYA O S, et al. Prevention of postdural puncture headache after accidental dural puncture: a quantitative systematic review [J]. Br J Anaesth, 2010,105(3): 255 - 263.

［2］ AGERSON A N, SCAVONE B M. Prophylactic epidural blood patch after unintentional dural puncture for the prevention of postdural puncture headache in parturients [J]. Anesth Analg, 2012,115(1): 133 - 136.

[3] STEIN M H, COHEN S, MOHIUDDIN M A, et al. Prophylactic vs therapeutic blood patch for obstetric patients with accidental dural puncture—a randomised controlled trial [J]. Anaesthesia, 2014,69(4): 320 – 326.

102 硬脊膜穿破后蛛网膜下腔置管会降低头痛的发生率吗？

文献中有些报告硬脊膜穿破后蛛网膜下腔置管留置 24 h 以上可以降低头痛的发生率，有些报告没有发现这个好处，且这些研究多是小样本回顾性研究。唯一一篇在英国进行的多中心、前瞻性的研究发表在 2012 年，他们在硬脊膜穿破后蛛网膜下腔置管，并在产后保留 24～36 h，没有发现能降低头痛的发生率以及使用血补丁治疗的需要。

2013 年发表的一项荟萃分析发现，在观察到的意外硬脊膜穿破后的孕妇，蛛网膜下腔置管可以减少患者硬脊膜穿破后头痛的发生和硬膜外血补丁治疗的需求。但是同一组人员在收集了 7 篇新的研究和更多患者，并使用了新的统计学方法"试验顺序分析(trial-sequential analysis)"后，于 2020 年发表了新的荟萃分析，没有证实他们 2013 年的结果，也就是说蛛网膜下腔置管不能减少孕妇硬脊膜穿破后头痛的发生和硬膜外血补丁治疗的需求。所以这个问题仍然需要更多的研究。

📖 参考文献

[1] RUSSELL I F. A prospective controlled study of continuous spinal analgesia versus repeat epidural analgesia after accidental dural puncture in labour [J]. Int J Obstet Anesth, 2012,21(1): 7 – 16.

[2] HEESEN M, KLÖHR S, ROSSAINT R, et al. Insertion of an intrathecal catheter following accidental dural puncture: a meta-analysis [J]. Int J Obstet Anesth, 2013,22(1): 26 – 30.

[3] HEESEN M, HILBER N, RIJS K, et al. Intrathecal catheterisation after observed accidental dural puncture in labouring women: update of a meta-analysis and a trial-sequential analysis [J]. Int J Obstet Anesth, 2020,41: 71 – 82.

103 硬脊膜穿破后头痛的保守治疗有哪些?

硬脊膜穿破后头痛的治疗可以分为保守治疗和有创治疗,保守治疗又分为药物与非药物治疗。通常硬脊膜穿破后头痛先试行保守治疗,前面我们讲预防硬脊膜穿破后头痛时的一些方法,比如口服咖啡因对预防无效,但对头痛有一定的缓解作用。

因为硬脊膜穿破后头痛是体位性的,所以卧床休息可以缓解头痛,但不能治愈头痛,且产后长时间卧床会增加深静脉血栓形成的风险。虽然补液对预防的作用不确定,但(口服或静脉)补液可以避免患者脱水和影响脑脊液的生成。因为有些患者的头痛伴有恶心、呕吐,不能进食进水,所以要给予补液和止吐药物。有些书上提到腹带可以增加腹压进而提高硬膜外压力,减少脑脊液外流,从而缓解头痛,但由于要缠得很紧,患者不舒服,现在临床上已很少应用。

常用药物如对乙酰氨基酚(扑热息痛)、非甾体抗炎药和阿片类药物也可能帮助缓解头痛。咖啡因可以使扩张的脑血管收缩并增加脑脊液的产生,因此有研究认为每日静脉或口服 300~500 mg 咖啡因可以减轻头痛。咖啡因的口服生物利用度几乎为 100%。因此,给药途径可以视患者情况而定。Cochrane 系统综述的结论也支持使用咖啡因。

其他试用的药物还有茶碱、氨茶碱、加巴喷丁和普瑞巴林,用后疼痛评分也有所降低。但相关研究不多,临床应用也不普遍。最近有人使用 1 μg/kg 右美托咪定稀释在 4 ml 生理盐水中雾化吸入,每天 2 次,持续 3 天,5 例患者的头痛在第 3 天全部消失。

最后还要强调一点,对患者的心理关怀不容忽视。医师要如实向患者讲清楚硬脊膜穿破的可能原因(如解剖异常、操作困难等)和头痛的治疗方法。并应该每天随访患者,观察病情的变化,并记录在案。

📖 **参考文献**

[1] BASURTO ONA X, OSORIO D, BONFILL COSP X. Drug therapy for treating post-dural puncture headache [J]. Cochrane Database Syst Rev,

2015(7)：CD007887.

[2] KATZ D，BEILIN Y. Review of the alternatives to epidural blood patch for treatment of postdural puncture headache in the parturient [J]. Anesth Analg，2017，124(4)：1219 - 28.

[3] KUMAR A，KUMAR A，SINHA C，et al. Dexmedetomidine nebulization：an answer to post-dural puncture headache [J]? Int J Obstet Anesth，2019，40：155 - 156.

104 硬脊膜穿破后头痛治疗的"金标准"是什么？头痛缓解的机制是什么？

为了有效治疗硬脊膜穿破后头痛，必须阻止脑脊液继续外流。血补丁是非常有效的治疗方法，目前被认为是治疗的"金标准"。

头痛缓解的机制可能是多方面的，Beards 在 1993 年发表了他们在血补丁治疗后 30 min 至 18 h 之间对患者进行磁共振研究的结果。在血补丁治疗后最初的 3 h 内，打入的血液产生了明显的挤压效应，压迫鞘囊和脊神经。挤压效应在血补丁注射部位最大，同时血液也向头尾部和硬膜外前间隙扩散。脑脊液被挤向头颅，使颅内压升高，并引起反射性脑血管收缩。最初几个小时的压迫可以解释为什么大多数患者在接受硬膜外血补丁后头痛几乎立即缓解。血补丁封住了硬脊膜的裂口，防止脑脊液进一步流失。血补丁的挤压效应消失（磁共振显示 7 h 后开始消失），症状仍然缓解可能是因为脑脊液量及压力恢复正常了（脑脊液的生成速度大约为 20 ml/h）。

📖 参考文献

[1] MALHOTRA S. All patients with a post dural puncture headache should receive an epidural blood patch. [J] Int J Obstet Anesth，2014，23(2)：168 - 70.

[2] BEARDS S C，JACKSON A，GRIFFITHS A G，et al. Magnetic resonance imaging of extradural blood patches：appearances from 30 min to 18 h [J]. Br J Anaesth，1993，71(2)：182 - 188.

105 血补丁治疗应该怎么做？

血补丁治疗应遵循严格的无菌操作。患者取坐位、侧卧位均可，患者侧卧位比较舒适，但有些患者，比如肥胖者，坐位更容易确定脊柱中线。一位术者做硬膜外穿刺及缓慢注射血补丁，另一位助手抽取患者自体血。因为有些患者血管难以找到，一定要在找到能够抽血的血管后再做硬膜外穿刺。

血补丁是一项治疗操作，任何治疗方法都有可能产生不良反应。有报道在做血补丁治疗时患者出现心率过缓，所以我们建议在做血补丁治疗时，要开放静脉，并对患者进行心电监护。

操作结束后，患者需平卧 1～2 h，起身后大部分患者的头痛会立即缓解或消失。Martin 比较了血补丁治疗后平卧 30 min、60 min 和 120 min 对治疗效果的影响，与平卧 30 min 的患者比较，血补丁治疗后平卧 120 min 的患者在起身后头痛消失的比例更高，且在 24 h 后所有患者的头痛都消失了。前面讲过，抽出 20 ml 脑脊液导致的头痛，可以在打回 20 ml 生理盐水后消失。脑脊液以 0.3～0.35 ml/min 的速度生成，平卧至少 1 h 才足以生成 20 ml 脑脊液，所以我们建议血补丁治疗后患者至少平卧 60 min。研究中平卧 120 min 组效果好的原因可能也和脑脊液生成量有关。也有报道头痛在 6～8 h 后缓解或消失，甚至 1～5 d 后才见效。

患者可以当天回家，出院前嘱咐患者在血补丁治疗后几天内要避免剧烈咳嗽、便秘和持重物等增加腹压的活动，以免血补丁脱落，头痛复发。如果出现发热、背痛或放射性下肢痛等异常现象，应及时到急诊室就医。

📖 参考文献

[1] ANDREWS P J, ACKERMAN W E, JUNEJA M, et al. Transient bradycardia associated with extradural blood patch after inadvertent dural puncture in parturients [J]. Br J Anaesth, 1992,69(4): 401 - 403.

[2] ABOULEISH E, VEGA S, BLENDINGER I, et al. Long-term follow-up of epidural blood patch [J]. Anesth Analg, 1975,54(4): 459 - 463.

[3] MARTIN R, JOURDAIN S, CLAIROUX M, et al. Duration of decubitus position after epidural blood patch [J]. Can J Anaesth, 1994, 41 (1):

23 - 25.

［4］ SPRIGGE J S, HARPER S J. Accidental dural puncture and post dural puncture headache in obstetric anaesthesia: presentation and management: A 23-year survey in a district general hospital ［J］. Anaesthesia, 2008, 63 (1): 36 - 43.

106　做血补丁治疗应在哪个间隙进行穿刺?

没有指南建议在哪个间隙做血补丁,在同一个间隙或上下不同间隙实施的都有报道。影像学研究显示,患者坐位时,打进硬膜外的血扩散3～5个间隙,而且向头部扩散的范围比向尾部扩散的要广,所以我们认为血补丁间隙的选择,在硬脊膜穿破的位置下1～2个间隙比较合理。患者侧位时,打进硬膜外的血扩散范围较广,可达7～14个间隙。

有个案报道,在同一间隙做血补丁造成硬脑膜下血肿和粘连性蛛网膜下腔炎导致患者出现神经根放射痛(radicular pains)。可能是注入的血液通过原先硬脊膜穿破的孔进入硬膜下间隙,磁共振也确实显示硬脑膜下出现血肿。所以尽量避免在硬脊膜穿破的间隙做血补丁。

📖 参考文献

［1］ BEARDS S C, JACKSON A, GRIFFITHS A G, et al. Magnetic resonance imaging of extradural blood patches: appearances from 30 min to 18 h ［J］. Br J Anaesth, 1993, 71(2): 182 - 188.

［2］ DJURHUUS H, RASMUSSEN M, JENSEM E H. Epidural blood patch illustrated by CT-epidurography ［J］. Acta Anaesthesiol Scand, 1995, 39(5): 613 - 617.

［3］ IGA K, MURAKOSHI T, KATO A, et al. Repeat epidural blood patch at the level of unintentional dural puncture and itsneurologic complications: a case report ［J］. JA Clin Rep, 2019, 5(1): 14.

107 血补丁治疗时需要用多少自体血?

做血补丁治疗时在硬膜外打自体血的最佳容量是多少目前并无定论。这项技术的发明应归功于宾夕法尼亚州的外科医生 James Gormley,他在 1960 年《麻醉学》杂志上发表了利用 2～3 ml 硬膜外自体血注射成功治疗了包括他自己在内的 7 例腰穿和腰麻后头痛的患者。但是他的报告没有引起人们的重视。直到 10 年后有人发表了用 10 ml 自体血做血补丁成功治疗硬脊膜穿破后头痛(一次成功率为 91%),人们才普遍接受这种治疗方法。最近的随机分组双盲对照试验比较了硬膜外注射 15 ml、20 ml 和 30 ml 自体血治疗产科硬脊膜穿破后头痛的患者,发现头痛完全缓解和部分缓解的人数在 20 ml 组最高。所以,一般建议注入 20 ml 自体血,但临床上,我们通常是注射自体血直到患者抱怨背部、肩颈部或是下肢疼痛,或发胀为止,不一定将 20 ml 血全部注入。

注射 30 ml 以上的血补丁不会增加头痛缓解率,反而会造成压迫性并发症,如硬脑膜下血肿、马尾综合征等。

📖 **参考文献**

[1] DIGIOVANNI A J, DUNBAR B S. Epidural injections of autologous blood for postlumbar-puncture headache [J]. Anesth Analg, 1970, 49 (2): 268 - 271.

[2] GORMLEY J B. Treatment of post spinal headache [J]. Anesthesiology, 1960, 21: 565 - 566.

[3] PAECH M J, DOHERTY D A, CHRISTMAS T, et al. The volume of blood for epidural blood patch in obstetrics: A randomized, blinded clinical trial [J]. Anesth Analg, 2011, 113(1): 126 - 133.

[4] DIAZ J H, WEED J T. Correlation of adverse neurological outcomes with increasing volumes and delayed administration of autologous epidural blood patches for postdural puncture headaches [J]. Pain Pract, 2005, 5(3): 216 - 222.

[5] RILEY C A, SPIEGEL J E. Complications following large-volume epidural blood patches for postdural puncture headache. Lumbar subdural hematoma and arachnoiditis: initial cause or final effect [J]? J Clin Anesth, 2009, 21 (5): 355 - 359.

108 使用血补丁的最佳时间是什么时候？ 成功率是多少？

目前我们不知道做血补丁的最佳时间。因为成功率最高的时间应该是最佳时机，而文献报道在硬脊膜穿破后不同时间、注射不同量的血、不同随访时间得到的血补丁成功率相差很大。早期在非产科腰麻下手术患者中报告的成功率在 90% 左右，但在产科患者群中的成功率并不乐观。

Williams 回顾了 1993—1998 年 5 年间的硬膜外分娩镇痛或剖宫产的孕妇，发现 55 例硬脊膜穿破的患者，在 41 名接受治疗性血补丁的患者中，第一次血补丁后只有 34% 的患者头痛完全缓解，54% 部分缓解，7% 无效。作者把低的成功率归因于大部分血补丁做得太早（在硬脊膜穿破后当天或第 1 天）。

Stride 报告了 135 名患者在不同时间（产后 0～10 天）做的第一次血补丁，有 69% 的患者头痛被治愈，26% 暂时缓解，5% 失败。Banks 前瞻性地观察了 100 个硬脊膜穿破后头痛的产科患者，58 人（12% 在硬脊膜穿破 24 h 内，48% 在 24～48 h，40% 在 48 h 以后）接受了血补丁治疗，得到了和 Stride 类似的结果。第一次血补丁治疗后，67% 的头痛完全缓解，28% 部分缓解，5% 无效。尽管有 95% 的患者在第一次血补丁治疗后头痛全部或部分缓解，但 31% 的患者在平均 31.8 h（范围 12～96 h）后头痛复发。血补丁在硬脊膜穿破后 48 h 内，或 48 h 后做对最初的头痛缓解率没有影响（$P = 0.70$），但在 48 h 后做可以显著降低头痛的复发率（59% $vs.$ 11%，$P < 0.001$）。

在研究血补丁治疗时间对其成功率的影响时，Kokki 通过对 1998 年 3 月至 2001 年 6 月的病例复习，发现了 129 名硬脊膜穿破后头痛的患者，78 名患者首次血补丁治疗在硬脊膜穿破 48 h 后做，完全治愈率为 86%；37 名患者在 24～48 h 之间做，完全治愈率为 65%；而 14 名患者在 24 h 内做，完全治愈率为 50%（$P = 0.003$）。这和 Paech 的观察性研究结果一致，即在硬脊膜穿破 48 h 后做血补丁效果更好。Taivenen 的研究注意到硬脊膜穿破后 4 d 内进行血补丁治疗的失败风险是 4 天后做的 2.6 倍。最近，通过回顾性资料分析，Booth 发现血补丁治疗的成功率随着硬脊膜穿破后的天数增加而增加，第 1 天是 57%；第 2 天是 77%；第 3 天是 83%；第 4 天是 94%。所以现有文献提示,血补丁在硬脊膜穿破 48 h 后做可能是最佳时间,成功率可达 80%以上。

与此相反,有人建议早期做血补丁,特别是合并有外展神经受累症状者 (复视),因为在眼部症状出现 24 h 内做血补丁可以恢复脑脊液压力,从而缓解第Ⅵ对脑神经麻痹和复视的问题。有文献提示有硬脊膜穿破史的患者慢性头痛、慢性腰痛的发生率明显高于没有硬脊膜穿破史的患者,及时做血补丁治疗可能有助于减少这些长期并发症的发生。此外,硬脊膜穿破后头痛严重影响产妇和新生儿的生活。虽然根据目前文献早期做血补丁治疗的成功率较低,但是大部分患者的头痛在血补丁治疗后还是能够有所缓解。有专家建议不要因为有头痛复发或是需要做第 2 次血补丁治疗的顾虑而延迟 48 h 以后再做血补丁。

在美国大多数麻醉科医师的做法是先保守治疗,虽然成功率不高,但有些患者头痛可以减轻,同时也给患者一些时间思考并做出是否接受血补丁治疗的决定,毕竟血补丁治疗是有风险的操作,如果患者同意,则在硬脊膜穿破后 24 h 后做。

参考文献

[1] DIGIOVANNI A J, DUNBAR B S. Epidural injections of autologous blood for postlumbar-puncture headache [J]. Anesth Analg, 1970, 49 (2): 268 - 271.

[2] ABOULEISH E, VEGA S, BLENDINGER I, et al. Long-term follow-up of epidural blood patch [J]. Anesth Analg, 1975, 54(4): 459 - 463.

[3] WILLIAMS E J, BEAULIEU P, FFAWCETT W J, et al. Efficacy of epidural blood patch in the obstetric population [J]. Int J Obstet Anesth, 1999, 8(2): 105 - 109.

[4] STRIDE P C, COOPER G M. Dural taps revisited. A 20-year survey from Birmingham Maternity Hospital [J]. Anaesthesia, 1993, 48(3): 247 - 255.

[5] BANKS S, PAECH M, GURRIN L. An audit of epidural blood patch after accidental dural puncture with a Tuohy needle in obstetric patients [J]. Int J Obstet Anesth, 2001, 10: 172 - 176.

[6] KOKKI M, SJÖVALL S, KEINÄNEN M, et al. The influence of timing on the effectiveness of epidural blood patches in parturients [J]. Int J Obstet Anesth, 2013, 22: 303 - 309.

［7］ PAECH M J, DOHERTY D A, CHRISTMAS T, et al. Epidural Blood Patch Trial Group. The volume of blood for epidural blood patch in obstetrics: a randomized, blinded clinical trial［J］. Anesth Analg, 2011,113 (1): 126 - 33.

［8］ BOOTH J L, PAN P H, THOMAS J A, et al. A retrospective review of an epidural blood patch database: the incidence of epidural blood patch associated with obstetric neuraxial anesthetic techniques and the effect of blood volume on efficacy［J］. Int J Obstet Anesth, 2017,29: 10 - 17.

［9］ TAIVAINEN T, PITKANEN M, TUOMINEN M, et al. Efficacy of epidural blood patch for post-dural headache［J］. Acta Anaesthesiol Scand, 1993,37: 702 - 705.

［10］ HOFER J E, SCAVONE B M. Cranial nerve VI palsy after dural-arachnoid puncture［J］. Anesth Analg, 2015,120: 644 - 646.

109 早期实施血补丁后疗效较低的可能原因是什么？ 第一次血补丁治疗无效，可以做第二次治疗吗？

早期做血补丁治疗成功率低的原因可能是硬脊膜修复还未开始，破口较大，较难阻止脑脊液外流；也可能是硬膜外间隙残留局部麻醉药影响凝血功能造成血补丁功效不高所致。体外试验证明，利多卡因、布比卡因和左旋布比卡因都可抑制凝血功能，与布比卡因相比，相同浓度的利多卡因更能抑制凝血功能，且利多卡因还可以增强纤维蛋白溶解，罗哌卡因似乎对凝血功能影响不大。

如果第一次血补丁治疗后头痛没有缓解，可以给患者做第二次血补丁治疗，虽然没有研究提示两次治疗的最佳间隔时间，但我们建议间隔24 h，因为第一次血补丁治疗也许需要较长时间才能见效。如果第一次血补丁治疗有效，症状复发时，第二次血补丁治疗往往还会有效。Banks报告了在100名硬脊膜穿破的产妇中11%的患者需要第二次血补丁，第二次治疗后64%痊愈，36%头痛减轻。Booth在394例硬脊膜穿破后头痛的患者中发现16.8%的患者需要做第二次血补丁治疗，虽然没有详细的效果描述，但所有患者的头痛在第二次治疗后都得到缓解。

如果第二次血补丁治疗后头痛仍然没有缓解,做第三次要非常慎重。这时需要考虑其他鉴别诊断,必要时请神经科会诊。在确定没有其他原因引起头痛后,才可以做第三次血补丁治疗。Booth 和 Banks 分别报道,有 1.5% 和 4% 的患者接受了第三次血补丁治疗。

📖 参考文献

[1] TOBIAS M D, PILLA M A, ROGERS C, et al. Lidocaine inhibits blood coagulation: implications for epidural blood patch [J]. Anesth Analg 1996, 82(4): 766 - 769.

[2] TOBIAS M D, HENRY C, AUGOSTIDES Y G. Lidocaine and bupivacaine exert differential effects on whole blood coagulation [J]. J Clin Anesth, 1999,11(1): 52 - 55.

[3] LEONARD S A, WALSH M, LYDON A, et al. Evaluation of the effects of levobupivacaine on clotting and fibrinolysis using thromboelastography [J]. Eur J Anaesthesiol, 2000,17(6): 373 - 378.

[4] PORTER J M, MCGINLEY J, O'HARE B, et al. The effects of ropivacaine hydrochloride on coagulation and fibrinolysis. An assessment using thromboelastography [J]. Anaesthesia, 1999,54(9): 902 - 906.

[5] BOOTH J L, PAN P H, THOMAS J A, et al. A retrospective review of an epidural blood patch database: the incidence of epidural blood patch associated with obstetric neuraxial anesthetic techniques and the effect of blood volume on efficacy [J]. Int J Obstet Anesth, 2017,29: 10 - 17.

[6] BANKS S, PAECH M, GURRIN L. An audit of epidural blood patch after accidental dural puncture with a Tuohy needle in obstetric patients [J]. Int J Obstet Anesth, 2001,10: 172 - 176.

[7] PAECH M J, DOHERTY D A, CHRISTMAS T, et al. The volume of blood for epidural blood patch in obstetrics: a randomized, blinded clinical trial [J]. Anesth Analg, 2011,113(1): 126 - 133.

[8] RUSSELL R, LAXTON C, LUCAS D N, et al. Treatment of obstetric post-dural puncture headache. Part 1: conservative and pharmacological management [J]. Int J Obstet Anesth, 2019,38: 93 - 103.

[9] RUSSELL R, LAXTON C, LUCAS D N, et al. Treatment of obstetric post-dural puncture headache. Part 2: epidural blood patch [J]. Int J Obstet Anesth, 2019,38: 104 - 118.

110 血补丁治疗的并发症有哪些?

文献中有描述硬膜外注射血补丁治疗后出现严重的腰背痛和神经根症状,但这些症状均能自行缓解;还有报道血补丁治疗后初期头痛加重的,给这些患者非甾体抗炎药会有帮助;注射的血液还可能进入蛛网膜下腔引起血肿和蛛网膜炎。麻醉科医师普遍担心的注入硬膜外的血液可能会导致细菌生长的问题,目前的文献中尚无报道。

📖 **参考文献**

[1] HUDMAN L, RAPPAI G, BRYDEN F. Intrathecal haematoma: a rare cause of back pain following epidural blood patch [J]. Int J Obstet Anesth, 2015,24(2): 200.

[2] KALINA P, CRAIGO P, WEINGARTEN T. Intrathecal injection of epidural blood patch: a case report and review of the literature [J]. Emerg Radiol, 2004,11(1): 56-59.

[3] WOODWARD W M, LEVY D M, DIXON A M. Exacerbation of post-dural puncture headache after epidural blood patch [J]. Can J Anaesth, 1994,41(7): 628-631.

[4] ALDRETE J A, BROWN T L. Intrathecal hematoma and arachnoiditis after prophylactic blood patch through a catheter [J]. Anesth Analg, 1997, 84(1): 233-234.

111 硬膜外血补丁治疗后是否会影响随后的硬膜外镇痛?

血补丁治疗可能因吸收不全而在硬膜外腔内形成瘢痕,患者再次接受硬膜外麻醉或镇痛时的效果也许会受到影响。Collier 报道了 2 例患者以前因为硬脊膜穿破后头痛做过血补丁治疗,再次剖宫产时发生硬膜外麻醉不全。换间隙重做硬膜外后麻醉效果改善,术后影像学检查也确实看到硬膜外腔内有瘢痕块。但也有病例报道,患者因为硬脊膜外穿破后头痛接受了血补丁治疗,3 天后临产,在产程中接受了腰硬联合分娩镇痛,镇痛效果很好,也没有发生其他并发症。两篇文献的区别是接受血补丁治疗和再次硬膜外麻醉/镇痛的间隔时间不同。

梅奥诊所(Mayo Clinic)的 Hebl 等利用匹配方法回顾研究了硬膜外血补丁后再次接受椎管内阻滞的成功率,研究组为接受过硬膜外血补丁治疗后又接受硬膜外麻醉或镇痛的外科患者($n = 29$),第一匹配组为有过硬脊膜穿破史但没接受血补丁治疗的患者($n = 58$),第二匹配组为有过硬膜外麻醉或镇痛但没有硬脊膜穿破、也没接受血补丁治疗的患者($n = 58$)。研究组再次接受硬膜外麻醉的成功率为 96.6%(28/29);第一、第二匹配组均为 94.8%(55/58)。作者认为有硬脊膜穿破史的患者,无论是否接受血补丁治疗,都不影响以后的硬膜外麻醉的成功率。

在产科患者研究中,Ong 发现硬脊膜穿破可能影响随后的硬膜外镇痛效果,硬脊膜穿后血补丁没有进一步影响随后硬膜外的镇痛效果。有过硬脊膜穿破史,无论有无接受血补丁治疗,都可能有 35%～40% 的后续硬膜外镇痛效果不佳的概率。

目前没有这个问题的前瞻性研究。虽然回顾性报道结果不同,但我们认为根据目前的文献证据,血补丁治疗史不是硬膜外分娩镇痛的禁忌证,即使有可能效果不好,但换间隙重放硬膜外管,还是有可能改善镇痛效果的。

📖 参考文献

[1] COLLIER CB. Blood patches may cause scarring in the epidural space: two case reports [J]. Int J Obstet Anesth, 2011,20(4): 347 - 351.

[2] WHITWELL T A, DONGCHEN LI D, LE V, et al. Successful neuraxial analgesia after recent epidural blood patch [J]. A A Case Rep, 2015,5: 51 - 53.

[3] HEBL J R, HORLOCKER T T, CHANTIGIAN R C, et al. Epidural anesthesia and analgesia are not impaired after dural puncture with or without epidural blood patch [J]. Anesth Analg, 1999,89: 390 - 394.

[4] ONG B Y, GRAHAM C R, RINGAERT K R, et al. Impaired epidural analgesia after dural puncture with and without subsequent blood patch [J]. Anesth Analg, 1990,70(1): 76 - 79.

112　硬脊膜穿破后还能在硬膜外腔注射什么药物以防治头痛？

20世纪70～80年代有报道，使用硬膜外注射生理盐水来预防和治疗硬脊膜穿破后头痛，有人用单次注射30 ml，也有人预防性在24 h内连续输注1～1.5 L。但大多数研究发现生理盐水的疗效不如血补丁，因为生理盐水很快会从硬膜外腔被吸收，所以疗效是短暂的，且硬膜外大量注射生理盐水可能会导致颅内压升高，引起眼内出血。目前硬膜外腔内注射生理盐水不是常规治疗。

继注射生理盐水的尝试后，也有人试过硬膜外注射羟乙基淀粉来预防和治疗硬脊膜穿破后头痛，但都是病例报道。硬膜外注射20～30 ml羟乙基淀粉有一定的效果，但需要多次注射以维持疗效。联合注射羟乙基淀粉＋5 μg舒芬太尼对预防头痛发生似乎比单用羟乙基淀粉效果更好。目前没有研究比较羟乙基淀粉与包括血补丁在内等的其他治疗方法的疗效。

纤维蛋白胶是一种从血浆置换获得的混合血浆蛋白，它通过混合两种溶液来制备。第一种含有纤维蛋白原、因子Ⅷ、纤连蛋白、抑肽酶和纤溶酶原；第二种包含凝血酶和钙。当两种溶液混合时，纤维蛋白原转化为纤维蛋白单体，聚集形成凝胶，纤维蛋白凝胶暂时封堵硬脊膜直至其愈合。纤维蛋白凝胶被广泛用于耳科和神经外科来封闭硬脊膜。

有人利用同样原理，在晚期肿瘤患者中通过蛛网膜下腔注射药物出现硬脊膜穿破后头痛时，在硬膜外注射3～4 ml纤维蛋白凝胶可以有效地阻止脑脊液的外流，缓解头痛。还有个案报道，腰麻后头痛经过3次血补丁治疗后仍无效，硬膜外注射3 ml纤维蛋白凝胶24 h后头痛消失。同生理盐水和羟乙基淀粉一样，这些数据仅来自非常少的病例报道，也不是产科患者，所以临床应用需谨慎。

📖 **参考文献**

[1] BART A J, WHEELER A S. Comparison of epidural saline placement and epidural blood placement in the treatment of post-lumbar-puncture headache [J]. Anesthesiology, 1978, 48(3): 221-223.

[2] TURNBULL D K, SHEPHERD D B. Post-dural puncture headache: pathogenesis, prevention and treatment [J]. Br J Anaesth, 2003,91(5): 718-729.

[3] VASSAL O, BAUD M C, BOLANDARD F, et al. Epidural injection of hydroxyethyl starch in the management of postdural puncture headache [J]. Int J Obstet Anesth, 2013,22(2): 153-155.

[4] SUN S, HUANG S Q. Epidural injection of hydroxyethyl starch in the management of post-dural puncture headache: a case series [J]. Int J Clin Exp Med, 2015,8(5): 8254-8258.

[5] CRUL B J, GERRITSE B M, VAN DONGEN R T, et al. Epidural fibrin glue injection stops persistent postdural puncture headache [J]. Anesthesiology, 1999,91(2): 576-577.

[6] GERRITSE B M, VAN DONGEN R T, CRUL B J. Epidural fibrin glue injection stops persistent cerebrospinal fluid leak during long-term intrathecal catheterization [J]. Anesth Analg, 1997,84(5): 1140-1141.

113 硬脊膜穿破后发生的头痛如果不做血补丁治疗能自行缓解吗?

有些硬脊膜穿破后头痛的患者不愿意接受血补丁治疗,或是有些其他原因如凝血障碍、高热、感染等不能做血补丁治疗,那就只能采用保守治疗,或使用其他方法,如神经节阻滞疗法。不过,有一项回顾性研究,纳入1983—2005年间167名被16G Tuohy针无意穿破硬脊膜的患者,其中147(88%)人发展为硬脊膜穿破后头痛。在这147人中有60人接受舒马普坦50 mg,每天3次,治疗5天,而没有接受血补丁治疗。虽然舒马普坦的治疗效果并不满意,但90%的患者头痛5天后缓解,10%的人持续了1个月以上。尽管这个研究样本较小,但可以看到硬脊膜穿破后头痛发生后,不做血补丁治疗的患者也有可能在不同的时间内缓解。因为硬脊膜穿破后头疼对患者的生活影响很大,所以我们建议应该积极治疗,尽快解除患者头痛。

参考文献

[1] SPRIGGE J S, HARPER S J. Accidental dural puncture and post dural puncture headache in obstetric anaesthesia: presentation and management:

a 23-year survey in a district general hospital [J]. Anaesthesia, 2008,63(1)：
36 - 43.

114 硬脊膜穿破后头痛的治疗方法还有哪些？

硬脊膜牵拉可能会刺激三叉神经尾核(trigeminal nucleus caudalis)，这可能是硬脊膜穿破后头痛的原因之一，双侧枕大神经阻滞可以阻断该途径。在其体表标志颈中线外侧和枕动脉内侧进针，注射 0.5% 布比卡因或 1% 利多卡因 2～3 ml，也可以注射 0.25% 左旋布比卡因或 0.25% 布比卡因 4 ml。局部麻醉药里可以加入 2 ml(6.6 mg) 地塞米松或 20 mg 曲安西龙。

Naja 将 50 名在腰麻下行剖宫产或下肢手术出现硬脊膜穿破后头痛的患者随机分为两组，一组接受神经刺激仪引导的枕大和枕小神经阻滞，一组进行卧床、给予止痛药等保守治疗。在保守治疗组，有 8% 的患者 2 天后头痛完全缓解，36% 在 4 天时头痛完全缓解。而所有神经节阻滞组患者的头痛在 4 天时完全缓解，其中 68.4% 的患者在接受 1～2 次神经阻滞后头痛完全缓解，另有 31.6% 的患者在第 3 或第 4 次神经阻滞后头痛完全缓解。可见枕大和枕小神经阻滞效果极佳。但患者可能需要反复阻滞，可能的并发症包括出血、感染和血管内注射。

其他方法还包括经鼻蝶腭神经节阻滞。蝶腭神经节位于颅外翼腭窝内，包含交感、副交感和躯体感觉神经纤维。可能的机制是阻滞了通往脑部血管的副交感神经，抑制血管扩张而发挥作用。方法为用 2 个棉签浸沾 5% 水溶性利多卡因或涂抹 2% 或 4% 利多卡因软膏，留置鼻孔内 10 min。报道的成功率可达 69%。

参考文献

[1] NAJA Z, AL-TANNIR M, EL-RAJAB M, et al. Nerve stimulator guided occipital nerve blockade for postdural puncture headache [J]. Pain Pract, 2009,9(1)：51 - 58.

［2］COHEN S, RAMOS D, GRUBB W, et al. Sphenopalatine ganglion block: a safer alternative to epidural blood patch for postdural puncture headache ［J］. Reg Anesth Pain Med, 2014,39(6): 563.

［3］KATZ D, BEILIN Y. Review of the alternatives to epidural blood patch for treatment of postdural puncture headache in the parturient ［J］. Anesth Analg, 2017,124(4): 1219 - 1228.

第七章　紧急情况处理

115　实施分娩镇痛后需要行即刻剖宫产时应如何实施麻醉?

　　建立有效的多学科协作机制是行即刻剖宫产的必要条件,产程中无论孕妇有无椎管内分娩镇痛,由于各种原因出现胎儿或孕妇情况危急,产科医师评估后需要行即刻剖宫产时,应该立即通知麻醉科医师和手术室人员。同时,床旁助产士或护士应该给孕妇口服枸橼酸合剂 30 ml(含枸橼酸钠 3 g+枸橼酸 2 g)或者是 5%碳酸氢钠 45 ml;麻醉科医师接到通知后必须立即来到床旁,关注孕妇生命体征并维持其平稳,了解病情,协助助产士或产科护士将孕妇置于子宫左倾位,给予面罩吸氧,然后评估孕妇的镇痛效果,根据椎管内镇痛是否有效,可参照以下流程处理:

　　1) 硬膜外镇痛有效

　　(1) 如果硬膜外镇痛有效,有阻滞平面,立即准备 20 ml 碱化局部麻醉药(3%的碱化氯普鲁卡因或 1.5%～2%的碱化利多卡因 5 ml),给予试验剂量 5 ml。

　　(2) 在观察试验剂量反应的过程(或是转运过程)中,应注意孕妇有无血管内或蛛网膜下腔注药引起的症状和体征。

　　(3) 检查麻醉平面在向头侧移动后,一次给予 15～20 ml 碱化局部麻醉药,如 3%的氯普鲁卡因;如果产科手术室在产房内,可以省去上述步骤,在负压回吸硬膜外导管阴性(没有血液或脑脊液)后,一次注射 20 ml 碱化局部麻醉药。之后,尽快将患者转运到手术室。

　　(4) 准备好抢救药品、设备(包括新生儿抢救装置),同时做好全麻插管准备(这一步应该是每日交接班时已准备好)。

(5) 如果最初检查镇痛效果欠缺,或是追加给药后麻醉效果不满意,则应改为全麻。

2) 硬膜外镇痛效果不佳

(1) 如果硬膜外镇痛效果不好,如有一侧或片状镇痛不佳,且母婴情况危急,应立即改做全麻。必要时通知更多麻醉科医师或麻醉科护士前来协助。

(2) 准备好全麻药品(丙泊酚或依托咪酯、琥珀胆碱)、气管导管(通常选小一号的)、可视喉镜(困难气道所用装置)、吸引装置、呼吸机运行模式(除全麻药品外,其余设备应每日必备,并在交接班时检查);同时,通知产科医师消毒、铺单。

(3) 在产科主刀医师(手拿手术刀)可以切皮时开始全麻诱导:丙泊酚 2~3 mg/kg 或依托咪酯 0.3 mg/kg + 琥珀胆碱 1~1.5 mg/kg(也可用罗库溴铵 1.2 mg/kg,如果孕妇正在接受硫酸镁,调整罗库溴铵的剂量为 0.6~0.9 mg/kg),起效后直接喉镜或可视喉镜窥视,同时压迫环状软骨(如果环状软骨压迫妨碍气管插管,可以解除压迫),确认气管插管正确(双肺呼吸音、$PetCO_2$)后通知产科医师切皮。

(4) 固定好气管导管、调节潮气量与呼吸频率,给予 100% 氧气或 50% 氧气 + 50% 笑气。麻醉维持可选 1.0MAC 卤化吸入麻醉药,胎儿剖出后调至 0.5~0.75MAC + 50%~70% 笑气,氧气浓度可以下调。

(5) 剖出胎儿后根据体重给予咪达唑仑、芬太尼和长效阿片类药物、酌情使用肌松剂。

(6) 患者术后拔管过程中,注意气道通畅,镇痛完善。

📖 参考文献

[1] CHESTNUT D H. Chestnut's obstetric anesthesia: Principles and practice [M]. 6th ed. Elsevier: Philadelphia, 2020: 590.

[2] CZARNETZKI C, ALBRECHT E, MASOUYÉ P, et al. Rapid sequence induction with a standard intubation dose of rocuronium after magnesium pretreatment compared with succinylcholine: A randomized clinical trial [J]. Anesth Analg, 2021, 133(6): 1540-1549.

116 实施分娩镇痛后出现局麻药中毒应如何处理？

硬膜外分娩镇痛的局部麻醉药物浓度很低，一般不会引起局部麻醉药系统毒性（local anesthetic systemic toxicity，LAST）。但是，妊娠期孕妇血浆 α_1-酸性糖蛋白浓度降低、心输出量增加，可导致游离局部麻醉药浓度升高。此外，硬膜外静脉扩张淤血，如果硬膜外管移位到血管内，大剂量追加给药或中转剖宫产时给浓度高的局部麻醉药时，可能发生局部麻醉药中毒。患者可出现烦躁不安、头晕耳鸣、不能说话，甚至抽搐和意识丧失。所以，在提供椎管内分娩镇痛的产房，应该常备局部麻醉药中毒的抢救设备和药物。发生局部麻醉药中毒后应做到以下几点：

（1）应该立即停止给药，并呼叫更多医护人员帮助。

（2）监测患者呼吸循环等生命体征，确保患者气道通畅和氧合正常。抢救重度 LAST 和传统的心肺复苏有着根本的不同，其他病因的心肺复苏强调有效的心脏按压，而不是早期气管插管。LAST 的成功治疗取决于及时的气道管理，以防止缺氧、高碳酸血症和酸中毒，这些会加重 LAST 和对复苏产生不良影响的因素。

（3）早期使用静脉注射 20% 的脂肪乳剂。在 $2\sim3\,min$ 内注射 $100\,ml$ 冲击剂量（如果瘦体重 $<70\,kg$，则为 $1.5\,ml/kg$）；然后在 $15\sim20\,min$ 内输入 $200\sim250\,ml$[如果瘦体重 $<70\,kg$，则为 $0.25\,ml/(kg \cdot min)$]；如果血压、脉搏仍不稳定，可给最多 2 次的冲击剂量，或增加输入量到 $0.5\,ml/(kg \cdot min)$。建议最大用量为 $12\,ml/kg$。研究提示，脂肪乳剂可以将局部麻醉药从高血流器官（如心脏或大脑）及存储或排毒器官（如肌肉或肝脏）中转运出来，还可能提高心输出量和血压，从而进一步加快局部麻醉药的转运。

（4）惊厥处理：可使用苯二氮䓬类药物。异丙酚在血流动力学不稳时应该禁用，更不能替代脂肪乳剂使用。

（5）如果患者心搏骤停，应该立即开始心肺复苏。快速诱导气管插管。

（6）产科医护人员要监测胎心率变化，根据母婴临床情况决定是否需要即刻剖宫产。

（7）新生儿医师要做好新生儿抢救准备。

（8）治疗、抢救情况要及时和家属沟通。

📖 **参考文献**

［1］ EL-BOGHDADLY K，PAWA A，CHIN K J. Local anesthetic systemic toxicity：current Perspectives［J］. Local and Regional Anesthesia，2018，11：35 - 44.

［2］ NEAL J M，WOODWARD C M，HARRISON T K. The American Society of Regional Anesthesia and Pain Medicine checklist for managing local anesthetic systemic toxicity：2017 version［J］. Reg Anesth Pain Med，2018，43(2)：150 - 153.

［3］ NEAL J M，BARRINGTON M J，FETTIPLACE M R，et al. The Third American Society of Regional Anesthesia and Pain Medicine practice advisory on local anesthetic systemic toxicity：executive summary 2017 ［J］. Reg Anesth Pain Med，2018，43(2)：113 - 123.

117 实施分娩镇痛后出现全脊麻应如何处理?

高位脊麻一般定义为高于 T_4 水平的麻醉，根据阻滞的最高水平不同患者出现的症状也各异，严重的可以导致呼吸循环衰竭。全脊麻是局部麻醉药扩散到颅内导致患者意识丧失的一种情况。鉴于二者是同一个过程的不同表现，现在多用"高位椎管内阻滞"(high neuraxial blocks)的名称，可以见于腰麻或硬膜外麻醉，常是意外地将过量局部麻醉药注射到蛛网膜下腔，或通过位置不对的导管或针头将硬膜外药量注射到蛛网膜下腔而造成。也可能在腰麻给药前后，在硬膜外腔内注射的盐水或局部麻醉药等时将蛛网膜下腔局部麻醉药推向比预想的更高水平面时发生。所以，在硬膜外镇痛后改腰麻时要特别小心，应该考虑减少腰麻用药量。据统计，产科人群高位椎管内阻滞的发生率，为每 4 336 个椎管内神经阻滞可发生 1 例。它通常在局部麻醉药注射后几分钟内发生，但也可能在长达 40 min 后随着患者位置的变化而发生。体征和症状包括交感、感觉和运动神经阻滞平面快速上升，伴有心动过缓、低血压、吞咽或发声困难，以及呼吸困难。由于脑干灌注不足和（或）脑干麻醉，患者可能发展为神志不清，呼吸抑制多继发于呼吸肌麻痹和脑干灌注不足。如果无意中将大剂量的局部麻醉药注入蛛网膜下腔,则患者的意识不清和呼吸抑制可能是全脊髓麻醉的最初征兆。

不管是医师还是护士或助产士,一旦怀疑或诊断患者发生高位椎管内阻滞后,应做到以下几点:

(1) 立即停止硬膜外输药泵,并呼叫更多医护人员帮助。

(2) 监测患者呼吸循环等生命体征,确保患者气道通畅和氧合正常。给予清醒患者 100%面罩吸氧及心理安慰。

(3) 头高脚低位,同时子宫左倾位。

(4) 对患者的气道、呼吸、循环功能进行评估,并对全身进行检查,需气管插管时要用快速诱导。

(5) 如果患者呼吸、心搏骤停,应该立即开始心肺复苏。

(6) 产科医护人员要监测胎心率变化情况,根据母婴临床情况决定是否需要即刻剖宫产。

(7) 新生儿医师要做好新生儿抢救准备。

(8) 治疗、抢救情况要及时和家属沟通。

📖 **参考文献**

[1] Hermanowski J. Total and high spinal anaesthesia (oaa-anaes. ac. uk). https：//www. oaa-anaes. ac. uk/assets/_ managed/cms/files/Clinical% 20Guidelines/HRB_West_Suffolk_2017. pdf

[2] Ituk U, Wong C A. Overview of neuraxial anesthesia. https：//www. uptodate. com/contents/overview-of-neuraxial-anesthesia.

[3] D'ANGELO R, SMILEY R M, RILEY E T, et al. Serious complications related to obstetric anesthesia: the serious complication repository project of the Society for Obstetric Anesthesia and Perinatology [J]. Anesthesiology, 2014,120(6)：1505 - 1512.

118 实施分娩镇痛后出现变态反应应如何处理?

药物超敏反应(drug hypersensitivity reaction,DHR)是指由药物制剂

（包括有效药物和赋形剂）引起的过敏症状和体征的急性不良反应。根据发病机制，DHR 可分为变应性和非变应性 DHR。变应性 DHR 是药物诱发的免疫介导的超敏反应，指机体受到某些药物刺激时，触发 IgE 介导的连锁反应，引起肥大细胞等激活而产生的生理功能紊乱或组织细胞损伤的异常适应性免疫应答。非变应性 DHR 又称非免疫性 DHR，是没有 IgE 参与的急性反应。WHO 建议使用免疫反应和非免疫反应。这些反应一般难以预料，临床症状可以有荨麻疹、支气管痉挛、血管性水肿，以至呼吸循环衰竭，严重者可能危及生命。临床分级见表 7-1。

表 7-1 过敏反应的严重程度分级

分　级	症　状
Ⅰ级	只有皮肤黏膜系统和胃肠系统症状，血流动力学稳定，呼吸系统功能稳定。 皮肤黏膜系统症状：皮疹、瘙痒/潮红，唇舌红肿和（或）麻木等。 胃肠系统症状：恶心、呕吐等
Ⅱ级	出现明显呼吸系统症状或血压下降 呼吸系统症状：胸闷、气短、呼吸困难、哮喘、支气管痉挛、发绀、呼气流量峰值下降、血氧饱和度下降 血压下降：收缩压 80～90 mmHg，或较基础之下降 30%～40%
Ⅲ级	出现以下任一症状：神志不清、嗜睡、意识丧失、严重的支气管痉挛和（或）喉头水肿、发绀、重度血压下降（收缩压<80 mmHg 或较基础值下降>40%）、大小便失禁
Ⅳ级	发生心跳和（或）呼吸暂停

真正对局麻药过敏的人很少。变态反应和类变态反应多是因为对局麻药中的添加物如对羟基苯甲酸甲酯和偏亚硫酸氢盐的反应。文献中报道的产科病例多为对抗生素或乳胶的变态反应。英国的一项全国性研究表明变态反应的发生率为每 100 000 例分娩中有 1.6 例，而美国最近一项 2004—2014 年全国住院患者分析报告显示每 100 000 例分娩中有 3.8 例发病。有过敏史、剖宫产和非白人孕妇是妊娠期间发生变态反应的危险因素，其发生率分别为对照组的 4 倍、4 倍和 2 倍。但是超过 90% 有变态反应的孕妇没有既往药物过敏史。所以，临床上对没有药物过敏史的孕妇也不要放松警惕。

变态反应的治疗方法与非妊娠患者相似，主要包括以下几点：

（1）立即停用致敏药物：暂停所有使用过的药物。

（2）快速评估：气道、呼吸、循环、疾病史、暴露史等，同时面罩给氧。

（3）快速补充晶体溶液，以补充由于血管扩张和毛细血管外漏导致的血管内低血容量；虽然明胶和葡聚糖溶液的升压作用较好，但因为它们本身可以导致过敏和组胺释放，应该禁用。羟乙基淀粉禁用于重症患者，但没有指南说明是否能用于对过敏性休克的治疗。

（4）垫高右臀并尽可能抬高双腿，避免腹腔大血管受压。

（5）监测生命体征：呼吸、心率、脉搏、血压、血氧饱和度、胎心监护等。

（6）肾上腺素是救治的首选药物，但不应该给症状Ⅰ级（表7-1）的患者使用；对于症状Ⅱ级及以上的严重变态反应患者应尽早使用（表7-2）；对症状Ⅳ级（心搏骤停）的孕妇，须立即开始心肺复苏和使用大剂量肾上腺素，建议使用与非孕妇成人复苏时相同的剂量。

表7-2 肾上腺素的给药途径、浓度和剂量

给药方式	适应证	浓度、剂量
肌内注射（股外侧肌）	① Ⅱ、Ⅲ级反应患者； ② 对于胃肠系统症状难以缓解的Ⅰ级反应患者	1∶1 000（原液）0.01 mg/kg，最大 0.3 mg，5～15 min 可重复给药
静脉注射	① 对已发生或即将发生心跳和（或）呼吸骤停的Ⅳ级反应患者； ② 发生Ⅲ级反应在 ICU 内/手术期间已建立静脉通路并监护的患者；	1∶10 000（稀释 10 倍），Ⅲ级反应：2～10 µg/kg，Ⅳ级反应 0.01～0.02 mg/kg，3～5 min 可重复给药
静脉滴注	① Ⅱ、Ⅲ级反应患者静脉注射/肌内注射药物 2～3 次后，或在 ICU 内/手术期间已建立静脉通路并监护的患者； ② 对于Ⅳ级反应患者，症状改善但未完全缓解时	1∶10 000～1∶250 000（稀释 10～25 倍）3～200 µg/(kg·h)
皮下注射	不推荐	

（7）当肾上腺素和补液效果不佳时，可考虑使用去甲肾上腺素和加压素。但去甲肾上腺素主要是靠外周血管收缩升压，对增加心肌收缩的 β_1 受体作用较小，用量 0.02～0.15 µg/(kg·min)。有个案报道在补液和儿茶酚胺治疗无效时，使用 0.01～0.03 U/min 的升压素获得成功。

（8）辅助药物：抗组胺-Ⅰ受体的药物在荨麻疹和过敏性鼻炎的治疗中疗效肯定，虽然起效慢，但安全系数高，可以使用。抗组胺-Ⅱ受体的药物在治疗过敏中的作用有限，可考虑使用。虽然没有糖皮质激素抗过敏治疗的

研究,但大剂量时它有非特异的细胞膜稳定作用,可考虑使用。所有这些药物都不应在肾上腺素之前使用。

(9) 抽血样送实验室检查血常规、嗜酸性粒细胞计数、肝肾功能酶和类胰蛋白酶水平等,以帮助确诊、治疗和避免再次接触过敏药物。

需要强调的是,如果抢救 4 min 仍未见循环好转,应立即行剖宫产娩出胎儿。

参考文献

[1] JOHANSSON S G, BIEBER T, DAHL R, et al. Revised nomenclature for allergy for global use: Report of the Nomenclature Review Committee of the World Allergy Organization, October 2003 [J]. J Allergy Clin Immunol, 2004,113(5): 832 - 836.

[2] HEPNER D L, CASTELLS M, MOUTON-FAIVRE C, et al. Anaphylaxis in the clinical setting of obstetric anesthesia: A literature review [J]. Anesth Analg, 2013,117(6): 1357 - 1367.

[3] MCCALL S J, KURINCZUK J J, KNIGHT M. Anaphylaxis in pregnancy in the United States: Risk factors and temporal trends using national routinely collected data [J]. J Allergy Clin Immunol Pract, 2019,7(8): 2606 - 2612.

[4] BROYLES A D, BANERJI A, CASTELLS M. Practical guidance for the evaluation and management of drug hypersensitivity: General concepts [J]. J Allergy Clin Immunol Pract, 2020,8(9): S3 - S15.

[5] RING J, BEYER K, BIEDERMANN T, et al. Guideline (S2k) on acute therapy and management of anaphylaxis: 2021 update [J]. Allergo J Int, 2021,30(1): 1 - 25

[6] 尹桃,唐密密.药物过敏反应的处理及继续治疗用药的选择[J].医学临床研究,2020,1(38): 1 - 4.

[7] 李晓桐,翟所迪,王强,等.《严重过敏反应急救指南》推荐意见[J].药物不良反应杂志,2019,4(21): 85 - 91.

119 实施分娩镇痛后孕妇突发羊水栓塞应如何处理?

羊水栓塞是一个罕见的产科并发症,可以发生在阴道分娩、剖宫产或刮宫术时,Skolnik 报道 70% 发生在阴道分娩过程中,20% 发生在剖宫产孕妇,10% 发生在刮宫术患者。在分娩镇痛前、中、后都可以发生,但它不是椎管内分娩镇痛的并发症。报告的发病率是(1.9～6.1)/100 000 例分娩,病死率在"典型"病例中超过 50%。但是临床工作中羊水栓塞往往被过度诊断,原因是没有统一的诊断标准,以及很多危重病的临床表现与羊水栓塞相似。最常见的被错误诊断为羊水栓塞的疾病是:继发于产后出血的低血容量性休克、麻醉事故(如意外在血管内注射局部麻醉药引起高位脊髓麻醉)、肺栓塞、败血症休克和过敏性休克。其他鉴别诊断还包括心肌梗死和空气栓塞等。

2016 年美国母胎医学学会(Society for Maternal-Fetal Medicine,SMFM)和羊水栓塞基金会(Amniotic Fluid Embolism Foundation)联合制订、发表了统一的诊断标准:①突发的心搏骤停,或同时出现低血压(收缩压<90 mmHg)和呼吸功能不全[呼吸困难、发绀,或周围毛细血管血氧饱和度(SpO_2)<90%]。②在出现上述症状和体征后,有明显的 DIC 出现。DIC 的诊断根据改良的国际血栓形成和止血协会(International Society on Thrombosis and Hemostasis)评分系统(表 7-3)。③临床症状在分娩或胎盘娩出后 30 min 内出现。④分娩时孕妇没有发热(≥38.0℃)。

表 7-3　DIC 评分标准

评分	0	1	2
血小板计数	>$100×10^9$/L	<$100×10^9$/L	<$50×10^9$/L
凝血酶原时间延长或国际标准化比率	<25%升高	25%～50%升高	>50%升高
纤维蛋白原水平	>2 g/L	<2 g/L	

注:总分≥3 为妊娠期明显的 DIC。凝血障碍必须是由于大量出血引起的稀释性血小板,或休克相关的消耗性凝血病之前出现。

值得注意的是,并不是每个羊水栓塞的患者都有心搏骤停,也不是每个患者都有典型的 DIC。80%～90% 的典型病例会有低血压和循环衰竭,80% 的患者会出现 DIC。所以,有一部分人是"非典型"羊水栓塞。Shen 等报告了 2003—2014 年 10 年间发生在苏州的 53 例非典型羊水栓塞,其表现多是急性呼吸困难和发绀、突发性低血压、心搏骤停、惊厥、精神恍惚。凝血障碍可在 2 天后发生,或单独发生。Bonnet 复习了法国 2007—2011 年死于羊水栓塞的 39 例病历发现,只有不到 2/3 病例符合以上诊断标准,大部分不符合诊断标准的病例是因为缺少 DIC 的记录。虽然,作者陈述,在紧急抢救时很难抽血化验,建议把出血(DIC 的临床表现)也作为诊断标准之一,但并没有说明在他们缺少 DIC 记录的患者中有多少人有临床出血。

由于羊水栓塞非常罕见,很多医护人员没有应急处理这个产科急症的经验。为此,SMFM 于 2021 年发表特别声明,为在产房工作的产科医师、护士和麻醉科医师提供了羊水栓塞最初处理的参考流程。为了简洁明了,该流程不包括不太可能被忽视的项目,如紧急呼叫寻求帮助、给氧治疗、面罩通气、维持或开放静脉通路等。我们提醒读者,产科患者包括母亲和胎儿,紧急呼叫时别忘了新生儿科医师。这个处理流程仅供参考,各医院应该根据自己的具体情况加以修改。

1) 循环衰竭的处理

(1) 保持气道通畅和换气,循环系统支持(心肺复苏)。

(2) 指定一人为计时员,并且每分钟向大家通报 1 次。

(3) 若没有脉搏,立即启动心肺复苏。

A. 保持子宫倾斜位,在患者身下垫硬板以增加胸外按摩效果。

B. 如果可以在 2 min 内将患者运送到手术室,可以考虑将患者转运。

C. 如果心肺复苏 4 min,患者仍无脉搏,应行即刻剖宫产。

将消毒液泼洒于手术区,无须等待给予抗生素。

2) 子宫收缩乏力、DIC、出血的处理

(1) 预防性给予缩宫素和其他宫缩药物。

(2) 如果需要大口径输液通路,在静脉通路难以获取时可考虑骨髓内输液。

(3) 启动大量输血程序,冷沉淀物优于冻干血浆,以减少血管内液体超负荷。

(4) 如果有血栓弹力测定,可考虑使用。

(5) 如果发生 DIC 或出血,则使用氨甲环酸(在 10 min 内静脉输入 1 g)。

3) 肺动脉高压和右心衰竭的处理(麻醉科医师、重症监护室医师或心脏

科医师)

（1）考虑进行（经胸腔或经食管）超声心动图检查。

（2）避免液体超负荷（如给予 500 ml 液体后重新评估）。

（3）必要时使用升压药：去甲肾上腺素 $0.05\sim3.3\,\mu g/(kg\cdot min)$。

（4）必要时使用正性肌力药：多巴酚丁胺 $2.5\sim5.0\,\mu g/(kg\cdot min)$，或米力农 $0.25\sim0.75\,\mu g/(kg\cdot min)$。

（5）必要时使用肺血管扩张药以减轻右心室负荷：吸入浓度为 $(5\sim40)\times10^{-6}$ 的一氧化氮，或吸入依前列醇 $10\sim50\,ng/(kg\cdot min)$，或静脉注射依前列醇 $1\sim2\,ng/(kg\cdot min)$（通过中心静脉管），或西地那非 20 mg 口服（清醒患者）。

（6）如果长时间进行心肺复苏或难治性右心衰竭，可考虑使用体外膜肺氧合（extracorporeal membrane oxygenation，ECMO）。

（7）降低给氧浓度以维持血氧饱和度在 94%～98%。

4）整个团队参与的抢救后汇报总结

（1）找出可以改进的地方，包括需要对处理步骤的修改。

（2）讨论家属和员工心理支持的需求。

（3）向羊水栓塞登记处报告情况。

羊水栓塞的治疗以支持疗法为主，但是尽早娩出胎儿也至关重要。近年来还有病例报道用旋转血栓弹力测定法指导羊水栓塞的诊断和处理，获得很好的效果。体外膜肺氧合和体外循环对羊水栓塞的患者抢救也有很多成功的例子。

羊水栓塞的发病机制尚不清楚。目前有理论认为，羊水中的胎儿细胞和其他抗原物质通过母体或胎儿界面的破坏进入母体循环，导致异常的免疫过程，并促进血管活性因子和促凝物质的释放，类似于全身性炎症反应综合征（systemic inflammatory response syndrome，SIRS）。但这只是引起 AFE 的一种理论解释，并未得到公认且存在其他可能的解释。已故华盛顿大学医学院 Leighton 教授曾提出血小板脱颗粒，释放凝血烷、5-羟色胺引起强烈的肺部血管收缩，刺激迷走神经反射，导致外周血管扩张、心动过缓是羊水栓塞致命的关键。因此，她主张在羊水栓塞早期使用 A-OK：阿托品（1 mg）、昂丹司琼（8 mg）和酮咯酸（30 mg）。阿托品阻断迷走神经反射引起的心动过缓,昂丹司琼阻断血清素造成的肺部血管收缩和继而刺激迷走神经反射引起的心动过缓,酮咯酸阻断血栓烷的合成。Leighton 教授也曾在讲座中介绍她早期运用这些药物成功抢救羊水栓塞患者的实际案例。虽然,在文献中没有见到相关理论和治疗方案,但 Parfitt 和 Roth 报道了一个使用 A‑OK 成功抢救羊水栓塞的病例。本书作者之一在塔夫茨医学中心也曾经早期使用 A‑OK,并成功抢救一名剖宫产术中羊水栓塞的患者。因为担心产妇出血,本书作者没有使用酮咯酸,在 Parfitt 和 Roth 的病例中也没有报道使用酮咯酸,可能也是出于同样的担心。关于血小板被激活脱颗粒理论和 A‑OK 的治疗方案值得进一步研究。

参考文献

[1] SKOLNIK S, IOSCOVICH A, EIDELMAN L A, et al. Anesthetic management of amniotic fluid embolism—A multi-center, retrospective, cohort study [J]. J Matern Fetal Neonatal Med, 2019, 32（8）: 1262‑1266.

[2] CLARK S L, ROMERO R, DILDY G A, et al. Proposed diagnostic criteria for the case definition of amniotic fluid embolism in research studies [J]. Am J Obstet Gynecol, 2016,215(4): 408‑412.

[3] SHEN F, WANG L, YANG W, et al. From appearance to essence: 10 years review of atypical amniotic fluid embolism [J]. Arch Gynecol Obstet, 2016,293(2): 329‑334.

[4] BONNET M P, ZLOTNIK D, SAUCEDO M, et al. French National Experts Committee on Maternal Mortality. maternal death due to amniotic fluid embolism: A national study in france [J]. Anesth Analg, 2018,126 (1): 175‑182.

[5] COMBS C A, MONTGOMERY D M, TONER L E, et al. Patient Safety and Quality Committee, Society for Maternal-Fetal Medicine. Society for Maternal-Fetal Medicine Special Statement: Checklist for initial management of amniotic fluid embolism [J]. Am J Obstet Gynecol. 2021, 224(4): B29‑B32

[6] SULTAN P, SELIGMAN K, CARVALHO B. Amniotic fluid embolism: update and review [J]. Curr Opin Anaesthesiol, 2016,29(3): 288‑296

[7] LOUGHRAN J A, KITCHEN T L, SINDHAKAR S, et al. Rotational thromboelastometry（ROTEM®)-guided diagnosis and management of amniotic fluid embolism [J]. Int J Obstet Anesth, 2019,38: 127‑130.

［8］NAOUM E E，CHALUPKA A，HAFT J，et al. Extracorporeal life support in pregnancy：A systematic review ［J］. J Am Heart Assoc，2020，9 (13)：e016072.

［9］PARFITT S，ROTH C K. A Novel approach to amniotic fluid embolism treatment through use of the atropine，ondansetron，and ketorolac protocol ［J］. Case Studies Obstetrics，2019;48(3)：S164-S165.

120 实施分娩镇痛后孕妇突发呼吸、心搏骤停应如何处理？

英美等国报道的孕妇突发呼吸、心搏骤停的发生率为 12 000～36 000 住院孕妇中有 1 例。虽然罕见，但院内病死率可高达 60%，医护人员的知识不足和复苏技能不佳可能是主要原因。引起孕妇突发呼吸、心搏骤停的原因很多，包括产科大出血、变态反应、局部麻醉药全身中毒、羊水栓塞、吸入性肺炎等。孕妇也常有一些自身的危险因素，如心血管疾病、肺动脉高压、药物滥用、严重子痫前期、胎盘异常等。但不管什么原因，心肺复苏的原则与非孕妇基本一样，需要特殊考虑的是母亲和胎儿两个患者。美国心脏协会（American Heart Association，AHA）和 SOAP 为孕妇心搏骤停抢救提供了临床指南和建议。

椎管内镇痛作为分娩过程管理的一部分，可能在其实施的前、中、后期遇到孕妇突发呼吸、心搏骤停。首先要停止椎管内镇痛操作或给药，之后按指南进行抢救，包括紧急呼叫麻醉科医师、产科医师和新生儿重症监护室医师，并开始基本心肺复苏抢救措施。高质量胸外按压是抢救的关键。

1）胸外按压

（1）孕妇平卧，并在身体下面垫硬板。

（2）将一只手的手掌放在另一只手的手背，双手进行胸外按压。

（3）按压频率：100 次/分。

（4）按压深度：至少 5 cm，待胸骨回弹后重复按压动作。

（5）按压通气比 30∶2，即每 30 次胸外按压后给予 2 次辅助通气。

（6）尽量不要中断胸外按压。如果需要中断，不要超过 10 s。

（7）每 2 min 或根据需要换人进行胸外按压。

2）子宫左移位

如果子宫底在肚脐或以上位置,持续手推子宫,将其推离腹腔大血管。

3）尽早除颤

（1）前外侧放置自动体外除颤器,前面粘垫按常规贴在右侧胸前(乳房上面),外侧粘垫贴在左乳房下面。

（2）除颤所需能量与非孕妇相同:双相波 120～200 J。

（3）除颤后立即恢复高质量的心肺复苏。

（4）不要因为去除胎儿监护仪而延迟除颤。

4）气道管理

（1）做好处理困难气道的准备。

（2）使用较小的气管导管(ID: 6.0～7.0 mm,即 6.0～7.0♯),减少气道创伤。

（3）通气频率 8～10 次/分。

（4）连续监测呼气末二氧化碳。

5）药物治疗

（1）使用常规的抢救药物剂量。

（2）停止静脉输入镁。

（3）静脉或骨内输注 10%氯化钙 10 ml,或 10%的葡萄糖酸钙 30 ml。

6）血管内容量评估

（1）静脉通道应该在膈肌以上。

（2）持续评估出血或血容量不足。

7）即刻剖宫产

（1）如果 4 min 内没有恢复自主循环,应立即行剖宫产。

（2）目标是 5 min 内娩出胎儿。

（3）不要因为转运患者到手术室而延迟行即刻剖宫产。

（4）不要因为消毒而延迟行即刻剖宫产。

（5）不要因为等设备而延迟行即刻剖宫产,一把手术刀足够。

8）胎儿评估

（1）不应在心肺复苏中进行胎儿评估。

（2）尽快移走或拆下胎儿监护仪,以便行即刻剖宫产。

（3）为了降低孕产妇死亡率，2014 年全美孕产妇安全联盟发表孕产妇预警指标，所有符合任何一项指标的孕产妇都应该得到及时的病床边评估。这些指标包括：

A. 收缩压＜90 mmHg 或＞160 mmHg。

B. 舒张压＞100 mmHg。

C. 心率＜50 次/分或＞120 次/分。

D. 呼吸频率＜10 次/分或＞30 次/分。

E. 呼吸室内空气状态下的血氧饱和度（在海平面上）＜95%。

F. 少尿（＜35 ml/h）持续时间≥2 h。

G. 躁动、神志不清或对声音触动无反应；先兆子痫患者主诉持续头痛或气短。

识别、诊断和及时处理预警症状和体征对预防和抢救孕妇突发呼吸心搏骤停更为重要。

📖 参考文献

［1］ LIPMAN S，COHEN S，EINAV S，et al. The Society for Obstetric Anesthesia and Perinatology consensus statement on the management of cardiac arrest in pregnancy［J］. Anesth Analg，2014，118：1003 - 1016.

［2］ JEEJEEBHOY F M，ZELOP C M，LIPMAN S，et al. Cardiac arrest in pregnancy：a scientific statement from the American Heart Association［J］. Circulation，2015，132：1747 - 1773.

［3］ MHYRE J M，D'ORIA R，HAMEED A B，et al. The maternal early warning criteria：a proposal from the national partnership for maternal safety［J］. Obstet Gynecol，2014，124(4)：782 - 786.

附录： 常用缩略语

50% effective dose，ED_{50}	半数有效量
acute fatty liver of pregnancy，AFLP	妊娠期急性脂肪肝
acute respiratory distress syndrome，ARDS	急性呼吸窘迫综合征
American Heart Association，AHA	美国心脏协会
American Society of Anesthesiologists，ASA	美国麻醉科医师学会
BethIsrael Deaconess Medical Center，BIDMC	哈佛大学医学院附属贝丝以色列女执事医疗中心
body mass index，BMI	体重指数
cerebrospinal fluid，CSF	脑脊液
Chinese Society of Anesthesiology，CSA	中华医学会麻醉学分会
context-sensitive half life，CSHT	即时输注半衰期
continuous epidural infusion，CEI	持续硬膜外注射
disseminated intravascular coagulation，DIC	弥散性血管内凝血
drug hypersensitivity reaction，DHR	药物超敏反应
dural puncture epidural，DPE	硬脊膜穿破的硬膜外镇痛
edinburgh postnatal depression scale，EPDS	爱丁堡产后抑郁量表
electronic fetal monitoring，EFM	电子胎心监测
external cephalic version，ECV	臀位外倒转术
fetal heart rate，FHR	胎心率
Gestational Diabetes Mellitus，GDM	妊娠期糖尿病
hospital anxiety and depression scale，HADS	医院焦虑抑郁量表
hypertension disorders of pregnancy，HDP	妊娠期高血压疾病

inter-quartile range，IQR　　　　　　　　　　四分位间距

local anesthetic systemic toxicity，LAST　　　局部麻醉药全身毒性

magnetic resonance imaging，MRI　　　　　　磁共振

minimum local analgesic concentration，MLAC　最低局麻药镇痛浓度

neurological and adaptive capacity scores，NACS　神经病学和适应能力评分

patient-controlled epidural analgesia，PCEA　　患者自控硬膜外镇痛

patient-controlled intravenous analgesia，PCIA　患者自控静脉镇痛

platelet，PLT　　　　　　　　　　　　　　　血小板

postpartum depression screening scale，PDSS　　产后抑郁筛查量表

postpartum/puerperal depression，PPD　　　　产后抑郁

programmed intermittent epidural bolus，PIEB　程控间歇性硬膜外脉冲注射

risk difference，RD　　　　　　　　　　　　风险差异

rotational thromboelastometry，ROTEM　　　旋转血栓弹力测定法

Royal College of Obstetricians and Gynecologists，英国皇家妇产科医师学会
RCOG

systemic inflammatory response syndrome，SIRS　全身性炎症反应综合征

The American College of Obstetricians and　美国妇产科医师学会
Gynecologists，ACOG

The American Society of Regional Anesthesia and　美国区域麻醉与疼痛医学
Pain Medicine，ASRA　　　　　　　　　　学会

The Society for Maternal-Fetal Medicine，SMFM　美国母胎医学学会

The Society for Obstetric Anesthesia and　美国产科麻醉与围产医学
Perinatology，SOAP　　　　　　　　　　　学会

thromboelastogram，TEG　　　　　　　　　血栓弹力图

transcutaneous nerve stimulation，TENS　　　经皮电神经刺激

trial of labor after cesarean delivery，TOLAC　　瘢痕子宫阴道试产

vaginal birth after cesarean delivery，VBAC　　剖宫产后阴道分娩